Evelyn Horsch-Ihle

YOGA KANN SOFORT HELFEN

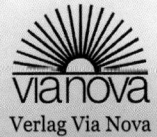

Verlag Via Nova

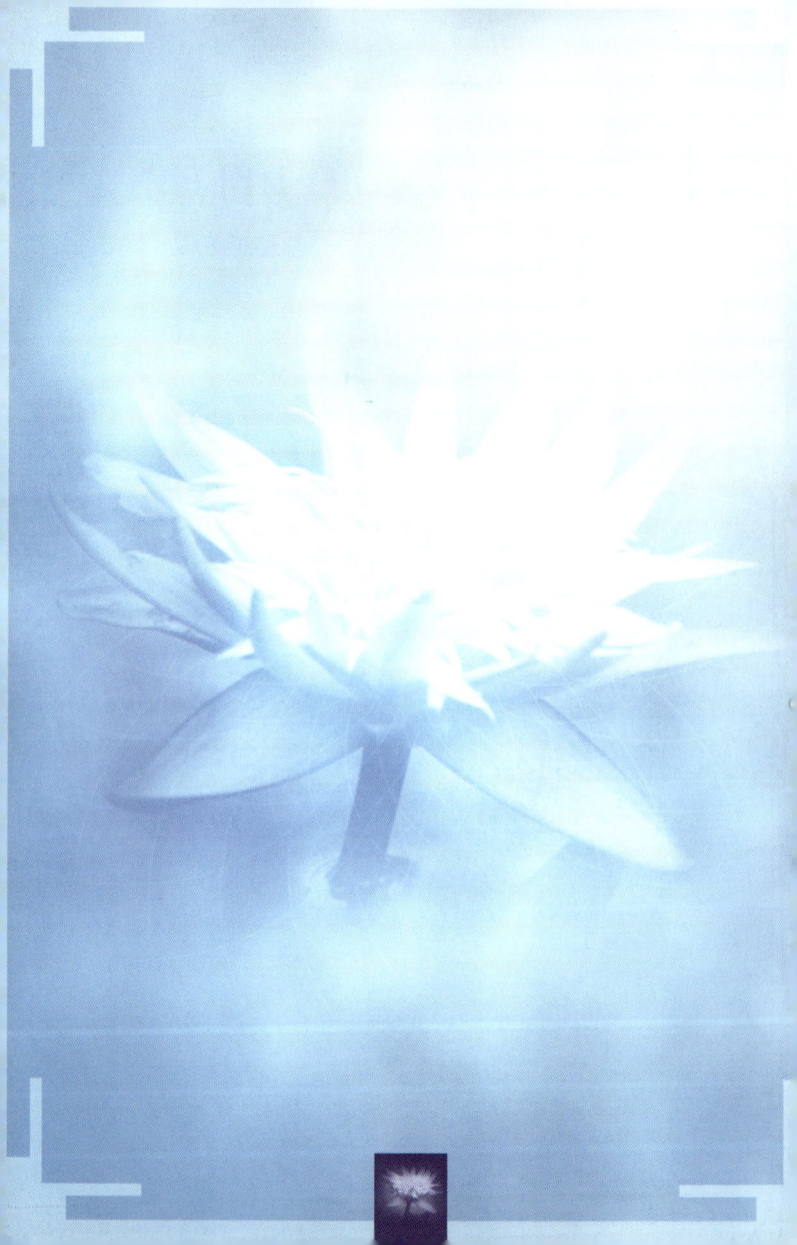

Evelyn Horsch-Ihle

YOGA KANN SOFORT HELFEN

Heilsame Übungen für alle Lebenslagen

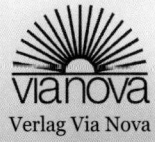

Verlag Via Nova

1. Auflage 2015
Verlag Via Nova, Alte Landstr. 12, 36100 Petersberg
Telefon: (06 61) 6 29 73
Fax: (06 61) 96 79 560
E-Mail: info@verlag-vianova.de
Internet: www.verlag-vianova.de
Umschlaggestaltung: Guter Punkt, München
Satz: Philipp Horsch, Berlin
Druck und Verarbeitung: Appel & Klinger, 96277 Schneckenlohe

© Alle Rechte vorbehalten

ISBN 978-3-86616-347-8

Inhaltsverzeichnis

Vorwort...9

Übungen für den Körper (rot)

Alkoholkater..13
Die schnellste Übung bei Rückenschmerzen.....................................15
Dünne Haare – lieber abschneiden?...17
Erkältung im Anmarsch?...19
Flacher Atem...21
Gelenkschmerzen... 23
Haarausfall..25
Hoher Blutdruck.. 27
Kalte Hände und Füße!...29
Krampfadern... 31
Lange Computerarbeit – Hilfe für den oberen Rücken...................... 33
Mir ist immer so kalt!...35
Morgenmüdigkeit.. 37
Morgenmuffel.. 39
Müde Augen nach Computerarbeit.. 41
Ohrgeräusche... 43
Praemenstruelle Verspannungen (PMS)..45
Rückenschmerzen.. 47
Schlafstörungen.. 49
Schöne Haut... 51
Schulterverspannungen - was tun?.. 53
Verstopfung...55
Zu viel gegessen...57

Übungen für die Gefühle (orange)

Angst vor Dunkelheit..59
"Ausflippen"..61
Flugangst..63
Ich mag meinen Körper nicht..65
Trauern können...67
Wut lösen..69
Zähneknirschen...71

Übungen für Probleme rund um den Job (gelb)

Ausgepowert?..73
Hitze im Großraumbüro...75
Konzentrationsschwäche...77
Mit Selbstvertrauen ins Vorstellungsgespräch................................79
Mobbing im Büro...81
Mut und Kraft für eine Präsentation..83
Willenskraft steigern..85

Übungen bei Beziehungsthemen (grün)

Meine Kinder machen mich wahnsinnig!..87
Liebeskummer...89
Streit lösen..91

Übungen im Verkehr (blau)

Entspannt in den Feierabend... 93
Müdigkeit beim Autofahren... 95
Stau und Stress.. 97

Übungen für den Geist und das Denken (lila)

Gedankenrasen.. 99
Herzklopfen in engen Räumen... 101
Negative Gedankenmuster umprogrammieren................................. 103
Präsenz entwickeln.. 105
Prüfungsangst... 107
Schreck und Starre lösen.. 109
Überleben für den Kopf... 111

Über die Autorin... 113

Layout und Design... 114

Vorwort

Üben Sie schon eine Weile Yoga?
Und haben Sie sich auch schon einmal gefragt, ob es nicht für alle möglichen Situationen eine Art yogischen „Notfall-Helfer" gibt, bei Liebeskummer etwa oder wenn die Schultern nach stundenlangem Computerarbeiten verspannt sind? Wenn man im Stau steht und vielleicht gerade das wichtigste Date seines Lebens verpasst? Wenn die Kollegen schlecht über einen reden? Oder wenn einen die Kinder echt wahnsinnig machen?

Die gute Nachricht ist: Ja, es gibt sie, diese Notfall-Helfer. Sie halten sie gerade in Ihren Händen. 50 wirklich wirksame Übungen, Tipps und Meditationen, mit denen man sich bei einer ganzen Menge Situationen im Leben Hilfe holen kann. Oft in wenigen Minuten. Ob eine Erkältung im Anmarsch ist, ob man etwas gegen Ohrgeräusche oder Schlaflosigkeit tun möchte, ob man gerade ein Vorstellungsgespräch für den ersehnten Traumjob vor sich hat oder endlich einen Krach mit der besten Freundin beenden möchte.

Die andere Seite ist: Man muss natürlich auch damit arbeiten. Das Buch in der Tasche zu lassen, bringt gar nichts. Also Tipp anschauen, Yogamatte ausrollen und ausprobieren. Vieles geht auch einfach auf einem Stuhl, zuhause oder im Büro. Es ist gut, wenn Sie dafür schon ein bisschen Yogaerfahrung haben. Sie müssen zwar nicht zu den Superyogis gehören, deren Lieblingsbeschäftigung darin zu bestehen scheint, minutenlang auf dem Kopf zu stehen, graziös im Spagat zu sitzen oder elegant die Füße hinter dem Nacken zu kreuzen. Aber Sie sollten wissen, was mit „langem, tiefem Atmen" gemeint ist, oder schon einmal selbst gemerkt haben, was geschieht, wenn man die Augen schließt und sich nach innen wendet.

Glücklicherweise machen heutzutage viele Menschen Yoga, und viele haben schon Erfahrungen damit gesammelt. Die Wahrscheinlichkeit, dass Sie das yogische Bewusstsein schnell in sich herstellen können, Ihren Körper spüren, tief atmen können – diese Wahrscheinlichkeit ist heute viel höher als früher, als Yoga eine Sache für spirituelle Eliten war und nur im Einzelunterricht von Lehrer zu Schüler weitergegeben wurde. Yoga ist heutzutage für alle da. Und Millionen Menschen weltweit haben Erfahrungen mit den positiven Wirkungen von Yoga.

Dennoch wissen immer noch nur sehr wenige, dass Yoga mehr ist als der morgendliche Sonnengruß auf Ihrer Yogamatte oder der allwöchentliche Yogakurs in einem Studio. Yoga ist eine Lebensweise. Und damit etwas, das Sie ganz in Ihren Alltag integrieren können. Sodass Ihre erste Frage wird, wenn Sie vor irgendeiner Herausforderung in Ihrem Leben stehen: Wie könnte mir hier Yoga helfen?

Yoga kann Ihnen fast bei allen kleinen und großen Ereignissen im Leben helfen. Sei es, dass Sie mal wieder Rückenschmerzen haben oder gerade vor einer Abschlussprüfung stehen. Sei es, dass Sie auf dem Flughafen sind und sich fragen, warum Sie nicht lieber mit der Bahn gefahren sind, weil Ihnen die Knie weich werden, wenn Sie ans Fliegen denken. Oder sei es, dass Sie sich gerade einfach nicht konzentrieren können oder Ihnen die Augen nach einem langen Arbeitstag brennen und wehtun. Wenn Sie lernen, dass es für all diese Momente in Ihrem Leben Tipps und Hilfen aus dem Yoga gibt – und diese auch anwenden und praktizieren – dann haben Sie eine neue Ebene in Ihrer Yogapraxis erreicht. Dann wird Yoga wirklich zu einem Teil Ihres Lebens.

Vielleicht werden Sie dann neugierig und wollen mehr wissen. Vielleicht üben Sie öfter auch zu Hause. All das wird Sie wirklich weiterbringen. Denn Yoga kann für Sie zu etwas werden, das Ihnen in Ihrem Leben Kraft und Ausgeglichenheit schenkt, ein körperlicher, geistiger und seelischer Haltepunkt wird. Und etwas, bei dem Sie nach und nach auch lernen können, die Dinge und auch sich selbst ein wenig anders zu sehen als vorher: gelassener, ruhiger und mit

mehr Mitgefühl, für Sie selbst und andere.
Bei den Übungen, die ich Ihnen hier vorstelle, ist manchmal sofort
ersichtlich, warum sie wirken, wie sie wirken. Bei manchen wundert
man sich ein bisschen. Darum habe ich mich entschlossen, jeweils
auf den Rückseiten der Übungen zu beschreiben, warum und wie sie
wirken. Damit auch alle diejenigen von Ihnen, die gern wissen,
warum etwas funktioniert, was man tut, eine Antwort bekommen.
Ich habe zudem jede Übung mit einer Farbe hinterlegt, sodass Sie
sie leichter finden können. Dazu habe ich als Leitlinie das System
der feinstofflichen Energiezentren, der Chakras, gewählt, die sich
auch als Farben darstellen lassen.

-   Rot steht dabei für alles, was mit Ihrem Körper zu tun hat
(Verspannungen, Schmerzen, Organe oder Knochen).

-   Orange steht für alles, was mit Ihren Gefühlen zu tun hat
(Wut, Traurigkeit, Kummer, Ausflippen, Ängste usw.).

-   Gelb steht für alles, was mit Tun und Handeln zu tun hat, hier
für Ihre Arbeit.

-   Grün steht für alles, was sich um Ihre Beziehungen dreht
(Partnerschaft, Kinder, Kollegen usw.).

-   Blau steht für alles, was Sie bewegt und wo Sie Energie oder
Ruhe brauchen, hier vor allem beim Autofahren.

-   Lila steht für alles, was mit Ihrem Denken zu tun hat
(Gedankenkreisen z.B.).

Das yogische System, in dem ich ausgebildet worden bin, heißt
Kundalini Yoga. Deshalb sind viele dieser Übungen und Meditationen
aus dieser Tradition entnommen. Inzwischen jedoch habe ich mich
weiterentwickelt und – trotz aller inneren Verneigung vor dem großen
Schatz, den diese Richtung bietet – andere Traditionen aufgenommen und mehr westliche Elemente in diese Übungen eingefügt. Ich

glaube nämlich, dass nicht nur wir von diesem wundervollen Schatz des Ostens lernen können, sondern dass gerade die westlichen Yogalehrenden ihren ganzen Hintergrund in ihr Lernen und Lehren mit einbringen – und dass sie damit umgekehrt auch diesen Schatz befruchten und ihm neue Aspekte und Tiefen verleihen.

Ich möchte ausdrücklich meinem Computerdesigner Philipp A. Horsch danken, der mit seinem yogischen Geist auf diese wunderbare grafische Darstellung der Übungen gekommen ist. Meinem Modell Irina, die sich ohne jede Einschränkung ganz in den Dienst der Fotos gestellt hat. Der Fotografin Heike Hinrichsen, von der die wunderbaren Pflanzenbilder stammen und die in der Lage ist, die Seele und das Licht von Pflanzen zu erkennen und sichtbar zu machen. Vor allem aber auch meinem Verleger Werner Vogel, der sein ganzes Leben dem Yoga und der Spiritualität im Westen widmet.

Damit Sie am meisten von den Übungen profitieren, hier einige Tipps, wie Sie sich darauf einstimmen können:

- Schließen Sie einen Moment lang Ihre Augen, nehmen Sie wahr, wo Sie sitzen oder stehen, spüren Sie die Unterlage unter sich.

- Spüren Sie Ihren Atem, alle Geräusche, Gerüche, die Atmosphäre. Nehmen Sie wahr, wie Sie davon beeinflusst werden – ohne irgendetwas zu bewerten.

- Richten Sie dann Ihre Aufmerksamkeit nach innen und sprechen Sie innerlich Ihren Wunsch, Ihre Absicht aus, die Sie dazu bringt, diese Übung zu machen. Formulieren Sie dies als Wunsch oder Absicht. Wenn Sie wollen, können Sie dazu die Hände in die Gebetsposition nehmen (legen Sie dazu die Hände aneinander vor Ihre Brust, die Fingerspitzen zeigen nach oben) – das gleicht die Polaritäten in Ihnen aus.

- Dann atmen Sie ein-, zweimal tief ein und aus, öffnen die Augen und beginnen.

Alkoholkater

Abends zu viel gefeiert, und morgens soll man fit sein? Lassen Sie sich von Yoga helfen.

Die Übung:

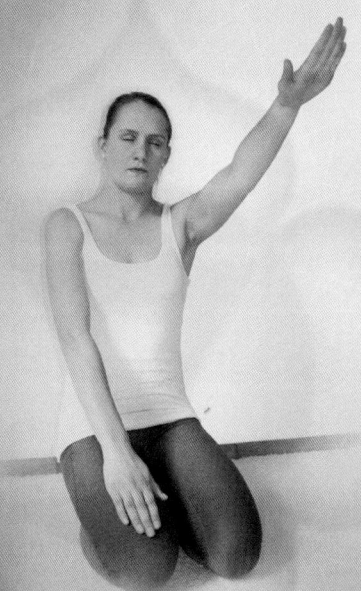

Kommen Sie in den Fersensitz. Halten Sie Ihre Arme parallel zum Boden auf Schulterhöhe nach vorne, die Handflächen nach unten. Atmen Sie kräftig und dynamisch durch die Nase ein und aus, die Augen geschlossen, schlagen Sie dabei mit den Handflächen abwechselnd auf die Oberschenkel. Die Ellenbogen gerade lassen, die Augen geschlossen, die Ellenbogen gestreckt. Lassen Sie die Arme bei jedem Atemzug immer wieder wie von selbst nach oben schwingen, nachdem die Hände die Oberschenkel geklopft haben. 2 Minuten.

Warum die Übung hilft:

Bei Kater

ist man durch den Alkohol noch

wie benebelt, außerdem gibt es oft leichte Kopf-

schmerzen und/oder Übelkeit. Gegen all das wirkt diese

Übung: Der Fersensitz bringt die Verdauung in Schwung, die

kräftige Nasenatmung entgiftet und macht wach und klar, das

Klopfen der Oberschenkel aktiviert den Leber-Galle-Meridian

und bringt die Entgiftung noch weiter auf Touren.

Nach zwei Minuten ist man

wieder „da".

Die schnellste Übung bei Rückenschmerzen

Haben Sie immer schon nach einer schnell wirksamen Übung gesucht, die Sie als Erstes machen können, wenn Sie Rückenschmerzen haben? Hier ist sie:

Die Übung:

Setzen Sie sich in den Schneidersitz, legen Sie die Hände um die Schienbeine. Heben Sie beim Einatmen den Rücken ganz hoch, legen Sie langsam den Kopf in den Nacken, schieben Sie das Brustbein nach vorne und die Schultern nach hinten.

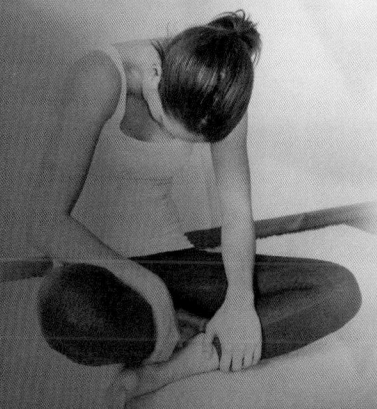

Beim Ausatmen machen Sie bitte einen Katzenbuckel, ziehen die Schultern nach vorn und lassen den Kopf auf die Brust sinken. Langsam und bewusst atmen, 2 Minuten.

Sie können die Übung auch auf einem Stuhl üben. Dann die Füße flach auf den Boden und die Hände auf die Oberschenkel legen.

Warum die Übung hilft:

Zusammen

mit der Atmung entspannen

Sie nach und nach alle Bereiche Ihres

Rückens. Die vordere Körperseite entspannt

auch ihren Atem und auch die Schultern können ihre

Last loslassen. Von oben bis unten kann

sich der Rücken so

entspannen.

Dünne Haare – lieber abschneiden?

Nach yogischer Lehre: Eher nicht! Warum? Ihre Haare sind nicht nur ein Kopfschmuck. Sie sind auch eine Art nach außen verlagerte Nervenzellen. Sie nehmen Informationen auf und leiten sie in Ihr Gehirn weiter. Die gute Nachricht: Je mehr und je feinere Haare Sie besitzen, umso intensiver ist ihre Wahrnehmungsfähigkeit.

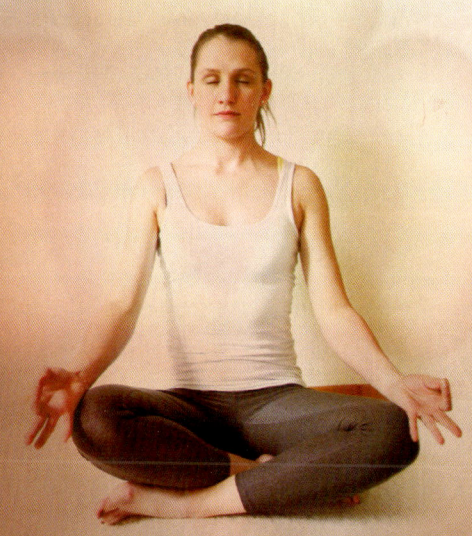

Also ärgern Sie sich nicht über Ihre feinen, dünnen Haare. Sondern genieße Sie sie! Sie machen Sie intuitiver.

Warum die Übung hilft:

Die wichtigste Stelle für Ihre Haare ist übrigens der Scheitelpunkt bzw. die große Fontanelle. Hier ist die Verbindung zum Gehirn am intensivsten. Deshalb haben viele Traditionen auf diesen Punkt besonderen Wert gelegt: Sei es, dass man sich dort eine Tonsur schnitt, die Haare zu einem Irokesenkamm wachsen ließ, einen Turban oder ein Käppi darüber drapierte oder ein Büschel Haare stehen ließ, während ansonsten der Kopf kahlgeschoren wurde.

In der Tradition des Kundalini Yoga heißt es, dass Haare Sonnenenergie, also Vitalkraft leiten. Deshalb schneiden sich Anhänger dieser Yogarichtung die Haare überhaupt nicht ab. Manche Yogi – vor allem Frauen – haben deshalb sehr lange Haare. Aber sie hören irgendwann auf zu wachsen. Kahle Schädel – wie bei den Buddhisten – sollen dagegen eher die Weltabgewandtheit stärken.

Erkältung im Anmarsch?

Wenn ein Schnupfen im Anmarsch ist, probieren Sie einmal eine Behandlung mit einem „Neti-Kännchen". Es gehört zu den yogischen „Reinigungsgeräten", sieht ein bisschen aus wie eine Schnabeltasse und ist in jeder Apotheke erhältlich.

Die Übung:

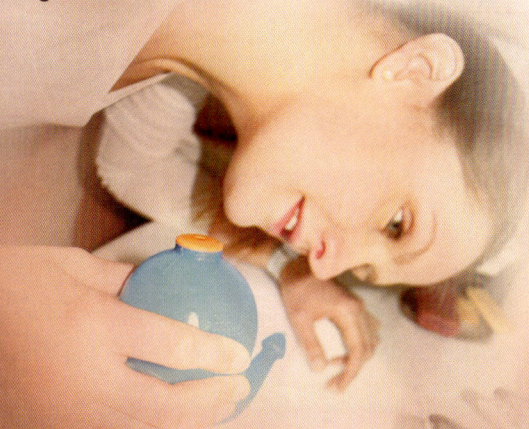

Bereiten Sie dazu eine Lösung aus warmem Salzwasser (ein Teelöffel natürliches Salz auf einen Liter Wasser) zu und füllen Sie damit das Kännchen. Nun halten Sie die Tülle in ein Nasenloch und beugen Sie sich, das andere Nasenloch schräg nach unten geneigt, über ein Waschbecken. Lassen Sie die Flüssigkeit durch die Nase rinnen – sie fließt von einem Nasenloch durch die Nasenwurzel zum anderen Nasenloch und dort wieder heraus. Atmen Sie dabei ruhig durch den Mund ein und aus. Wenn die Flüssigkeit aufgebraucht ist, schnauben Sie in ein Taschentuch, spülen Sie dann auch das andere Nasenloch – und die Nase wird wieder frei sein.

Warum die Übung hilft:

Bei Schnupfen entzündet sich die Nasenschleimhaut und beginnt, zusätzliche Feuchtigkeit zu produzieren, die mit Bakterien versetzt ist – die Nase läuft, man fühlt sich matt und wie benebelt. Die Salzwasserlösung benetzt die Schleimhäute wieder und spült die bakterielle Flüssigkeit aus, dadurch kann die Nasenschleimhaut auf natürliche Weise abschwellen. Damit wird auch die Ursache für den Schnupfen behoben und Sie fühlen sich wieder wohler. Auch der leichte Kopfschmerz bei Schnupfen kann so behoben werden, und auch die Tränenkanäle der Augen werden durchgespült.

Flacher Atem

Diese Yogaübung hilft beim tiefen Atmen:

Die Übung:

Legen Sie sich auf den Rücken, setzen Sie die Füße in der Nähe des Pos auf. Drücken Sie nun den Bauch mit dem Einatmen nach oben, sodass der mittlere Rücken einen kleinen Bogen bildet.

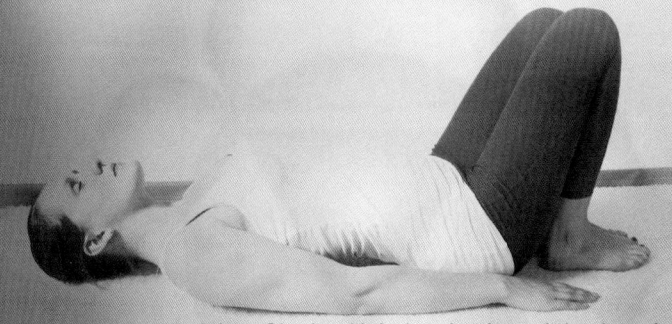

Beim Ausatmen ziehen Sie den Nabelpunkt ein und drücken den mittleren Rücken gegen den Boden. Einatmen, den Bauch wieder füllen, ausatmen, den Nabelpunkt Richtung Boden ziehen, 2 Minuten. Spüren Sie dem Atem nach – wahrscheinlich fließt er nun bis in den Bauch.

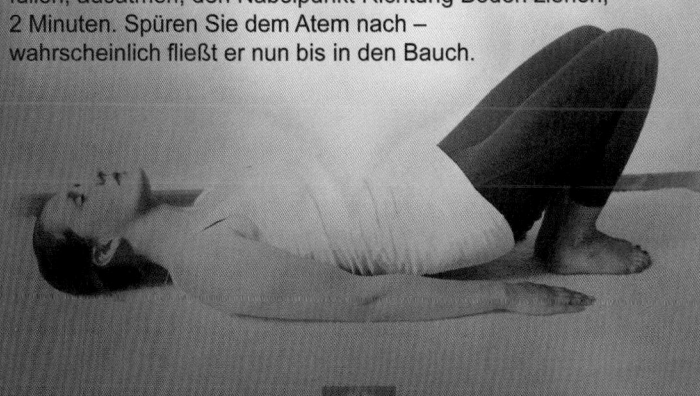

Warum die Übung hilft:

Bei dieser

Übung, die einen tiefen Atem mit

Körperbewegungen kombiniert, ergibt sich wie von

selbst ein entspannter Rhythmus. Alltagsstress kann abfließen,

der Körper findet fast wie von allein zu einem entspannten,

wiegenden Rhythmus zurück. Der Atem wird eingeladen,

diesem weichen, wiegenden Rhythmus zu folgen.

Flacher Atem, ein Zeichen von Stress,

kann sich so vertiefen.

Gelenkschmerzen

Wenn Ihre Gelenke dauerhaft wehtun: ab zum Arzt! Vorher oder begleitend aber gibt es dafür ein probates Mittel aus dem Yoga: Goldmilch!

Die Übung:

Bereiten Sie anfangs eine Paste aus Kurkuma und Wasser. Dazu 1 Tasse Wasser und ½ Tasse Kurkuma erhitzen. Gut rühren, denn das Kurkuma dickt schnell ein. Vom Herd nehmen, in ein Schraubgefäß geben, fertig! Im Kühlschrank aufbewahren.

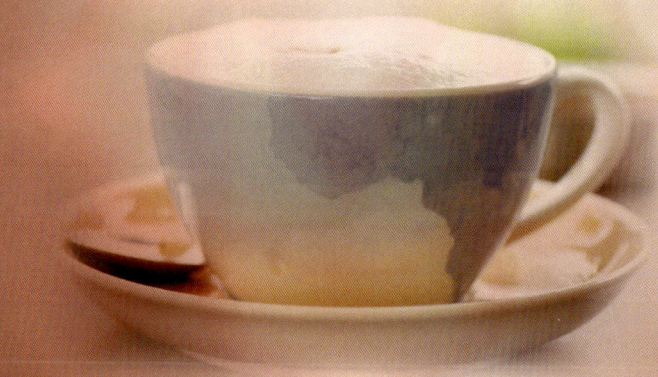

Für die Goldmilch: Pro Person 1 Tasse Milch (Kuh-, Ziegen-, Reis-, Soja-, Mandelmilch) sowie 1 Teelöffel (TL) Paste erhitzen, dazu: 1 TL Honig, ½ TL Mandelöl, 1 Prise Zimt zum Darüberstreuen.

Die köstliche Goldmilch am besten 40 Tage lang genießen.

Warum die Übung hilft:

Kurkuma

enthält einen entzündungshemmenden

Wirkstoff, das Kurkumin. Arthritische und/oder

entzündliche Prozesse in den Gelenken werden dadurch

verbessert. Kurkumin ist fettlöslich, deshalb immer in

Öl lösen. Wenn die Wirkung stärker werden soll,

eine Prise Pfeffer dazu geben. Pfeffer

verstärkt die Kurkuma-Aufnahme

im Darm um ein Vielfaches.

Haarausfall

Viel zu jung für schütteres Haar? In Indien kennt man eine Übung, um sich dichtes und volles Haar zu erhalten:

Die Übung:

Setzen Sie sich mit aufrechter Wirbelsäule hin. Halten Sie die Hände vor die Brust, sodass die Handflächen sich „anschauen". Krümmen Sie nun die Finger nach innen, sodass die Fingernägel – bis auf die Daumennägel – aneinander liegen. Und nun: Reiben Sie die Fingernägel gegeneinander – kräftig!!! Es gibt ein leicht klackerndes Geräusch. 1 Minute.

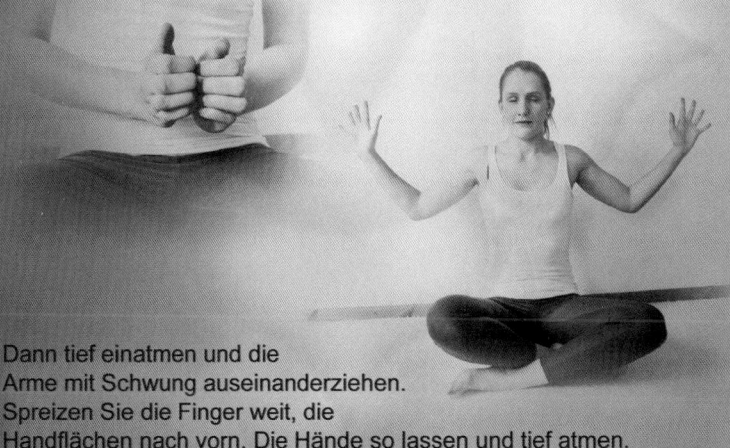

Dann tief einatmen und die
Arme mit Schwung auseinanderziehen.
Spreizen Sie die Finger weit, die
Handflächen nach vorn. Die Hände so lassen und tief atmen.

Spüren Sie die Vibration in den Fingernägeln. 1 Minute

Warum die Übung hilft:

Die Fingerspitzen sind wie Antennen – sie ziehen, wenn man sie anspannt, Energie in den Körper. Die Fingernägel nun haben dieselbe Beschaffenheit wie die Haare. Durch die Übung werden sie mit Energie und neuer Kraft aufgeladen, die abschließende Haltung lenkt diese Energie aus den Fingernägeln an die Stellen, die biologisch ähnlich sind – also auch in die Haare. Man sollte diese Übung mindestens 21 Tage fortsetzen, besser noch 40 Tage, um ihre volle Wirkung zu erfahren.

Hoher Blutdruck

Hoher Blutdruck ist immer behandlungsbedürftig! Begleitend aber können Sie eine Meditation aus dem Yoga machen:

Die Übung:

Setzen Sie sich mit aufrechter Wirbelsäule hin. Halten Sie den Kopf aufrecht. Verschließen Sie mit den Daumen die Ohren, die Zeigefinger berühren die Stirn, legen Sie die übrigen Finger auf die Augen. Dann: Singen Sie das Mantra „OM", wobei das „MMMM" lange gesummt werden sollte. 3 Min.

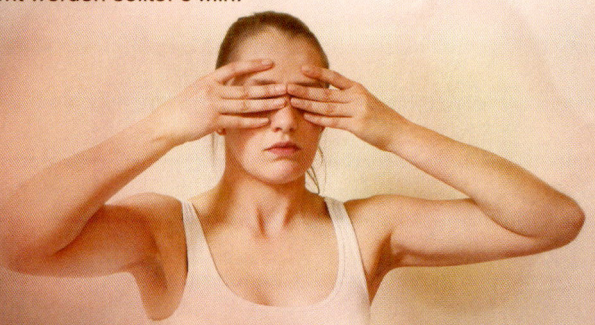

Auch gut gegen hohen Blutdruck: Ingwertee. Kochen Sie Wasser auf, überbrühen Sie damit kleingeschnittenen Ingwer. Dazu ein wenig Milch und Honig nach Geschmack.

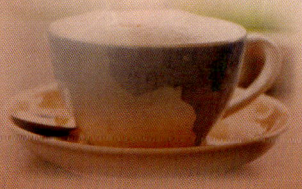

Warum die Übung hilft:

Die Meditation

bringt Sie aus Ihren Gedanken heraus,

die Stress verursachen. Stress ist einer der Haupt-

risikofaktoren bei hohem Blutdruck. Die Finger verschließen

zudem die Sinneskanäle und bringen in Kontakt mit dem eigenen

Inneren. Die verschlossenen Ohren und das Summen klären den

Geist – negative Gedanken hören auf. Das Mantra „OM" schenkt

Frieden. Der Ingwer schließlich besitzt chemische Bestandteile,

die die Wirkung bestimmter Lipoproteine vermindern, die zu

Blockaden in den Blutgefäßen führen können, indem sie

Plaques an den Gefäßwänden bilden. Ingwer

vermindert auch die Bildung von

Blutklumpen, die den Blutfluss

aus dem Herzen

einschränken.

Kalte Hände und Füße!

Gegen kalte Hände und Füße können Sie mit einer einfachen Yogaübung etwas tun:

Die Übung:

Kommen Sie auf alle viere, Hände und Knie etwa schulterbreit aufsetzen. Nun die Zehenspitzen auf den Boden pressen und den Po hochdrücken: Sie stehen im Dreieck! Schieben Sie den Po hoch und drücken Sie die hinteren Oberschenkel nach hinten und oben. Der Kopf verlängert die Wirbelsäule. Die Fersen sind flach auf dem Boden.

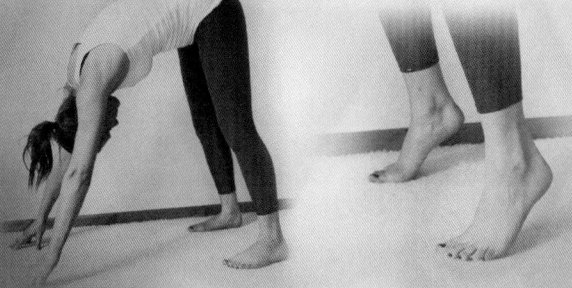

Nun tief einatmen und beide Fersen vom Boden abheben, sodass Sie auf den Zehenspitzen stehen. Ein paar Zentimeter sind genug! Tief ausatmen und die Fersen in den Boden drücken. Weiter üben, im Atemrhythmus, etwa 2 Minuten lang. Wer mag, kann nach und nach schneller werden.
Anfänger: Stellen Sie sich vor einen Stuhl, die Hände auf eine Stuhlkante, Kopf senken.
Fortgeschrittene: Kommen Sie auf die Fingerspitzen, während Sie ein- und ausatmen und die Fersen sich auf und ab bewegen.

Achtung: Bei hohem Blutdruck den Arzt befragen!

Warum die Übung hilft:

Diese Übung ist gleichermaßen entspannend und energetisierend, wobei man, wie bei allen Umkehrhaltungen, vorsichtig sein sollte, dass nicht zu viel Blutandrang im Kopf entsteht. Es geht um eine gute Balance zwischen Händen und Füßen sowie den Druck nach oben und nach unten. Gleichzeitig löst die Übung Spannungen und Stress. Die entstehende Wärme fließt vor allem in die Haltepunkte, also in Hände und Füße.

Krampfadern

Krampfadern sehen nicht nur unschön aus, sie machen auch Schmerzen und schwere Beine. Hier kann eine einfache Yogaübung helfen:

Die Übung:

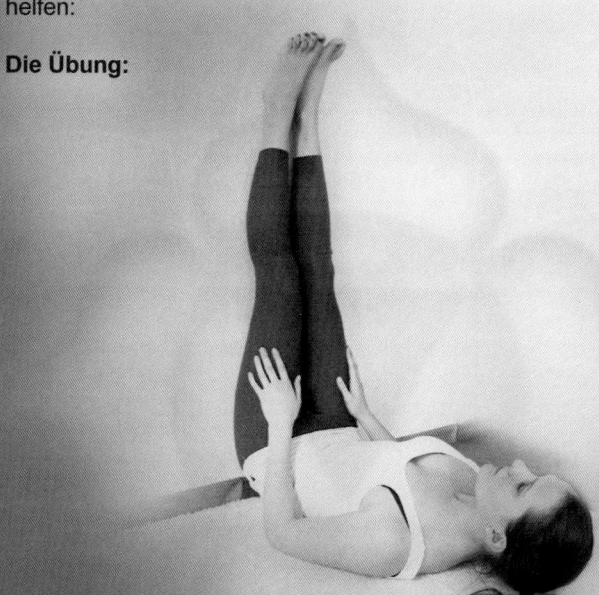

Legen Sie sich bitte auf den Rücken und schieben Sie die Beine an der Wand entlang hoch. So lange, bis die Beine senkrecht nach oben zeigen. Wenn Druck im Kopf entsteht, ein Kissen unter den Po legen. Atmen Sie nun lang und tief, entspannen Sie sich, 3 Minuten lang. Kommen Sie bitte langsam aus der Position wieder nach oben.

Warum die Übung hilft:

Diese Yogaübung

heißt Viparita karani und wird traditionell

gegen Krampfadern empfohlen. Bei Krampfadern schaffen

die Venenklappen der Beine es nicht, das Blut aus den Füßen

wieder zum Herzen zu pumpen. Es fließt statt zum Herzen

in die Füße. Diese Übung hilft , das Blut wieder zum

Herzen zu bringen. Sie entlastet daher

auch das Herz.

Lange Computerarbeit – Hilfe für den oberen Rücken

Ein langer Tag vor dem Schirm – und der Schultergürtel ist verspannt. Diese Yogaübung hilft:

Die Übung:

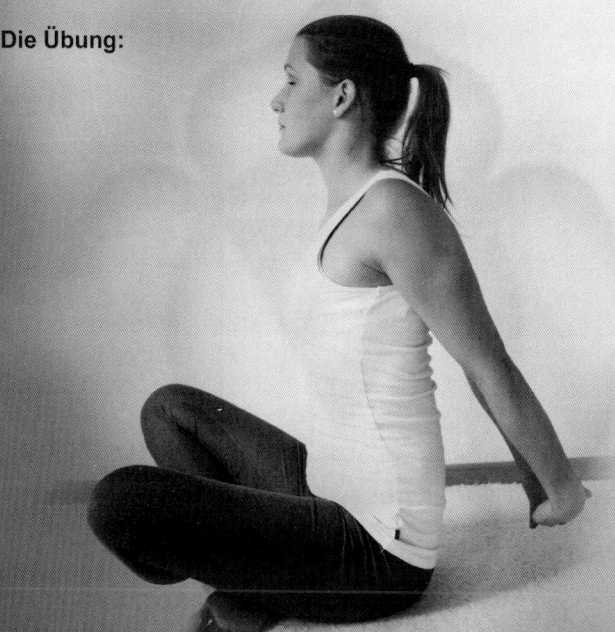

Setzen Sie sich mit aufrechter Wirbelsäule in den Schneidersitz oder auf einen Stuhl ohne Lehne. Verschränken Sie nun die Hände hinter dem Rücken, drücken Sie die Schultern zurück und die Ellenbogen durch. Atmen Sie in dieser Haltung zwei Minuten lang und tief. Dann die Arme langsam sinken lassen. Nachspüren.

Warum die Übung hilft:

Bei Computerarbeit verspannen sich nicht nur die Arme, Hände und Schultern. Auch der Nacken wird angespannt, weil wir meist in Konzentration die Kinnpartie nach vorn schieben. Und im Rücken spannen wir den Bereich zwischen den Schulterblättern an, weil die Arme durch das Tippen auf der Tastatur stets nach vorn gezogen sind. All diese Spannungspunkte spricht die Übung an. Durch das lange, tiefe Atmen lösen sich Anspannungen, und der Körper kann folgen.

Mir ist immer so kalt!

Manchen Menschen ist einfach immer kalt – wenn Sie zu ihnen gehören, probieren Sie doch einmal folgende Yoga-Übung: den Frosch!!

Die Übung:

Kommen Sie in die Hocke, auf die Zehenspitzen, die Knie weit auseinander. Die Hände berühren mit den Fingerspitzen den Boden zwischen den Beinen. Der Kopf ist aufrecht.

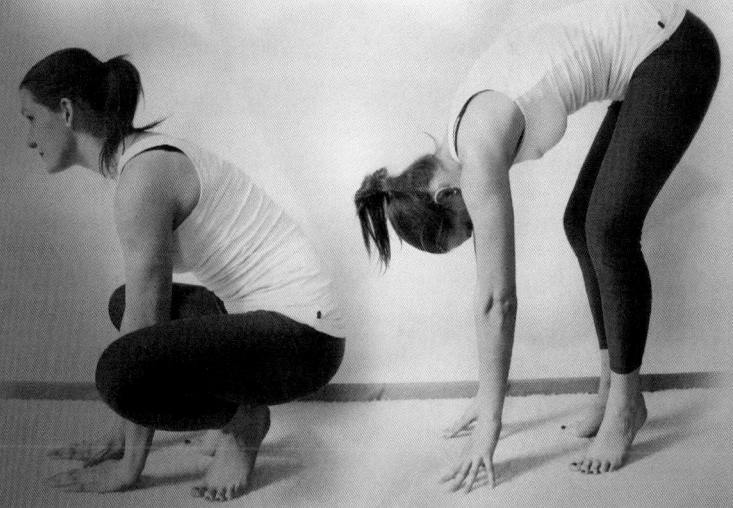

Atmen Sie nun tief ein und strecken Sie die Beine, den Po hoch, der Kopf hängt nach unten. Atmen Sie tief aus und kommen Sie wieder in die Ausgangsstellung.

Wiederholen, zwischen 7 und 52 Mal. Diese Zahl nicht überschreiten.

Warum die Übung hilft:

Die Übung regt nach yogischer Lehre Kreislauf und Herz an. Aber nicht nur das: Sie gilt als eine Übung zur Steigerung der Sexualkraft bei Männern und Frauen, indem sie den so genannten Sexualnerv im Inneren der Beine aktiviert. Dadurch werden vor allem der Beckenbereich warm durchpulst, Blockaden in der unteren Vitalzone gelöst und der ganze Körper von dieser Energie durchflutet.

Achtung: Bei hohem Blutdruck erst den Arzt befragen.

Morgenmüdigkeit

Wenn Sie sich schon morgens schlapp fühlen – und sich nicht mit Kaffee aufpeppen wollen (was sowieso nicht lange anhält und auf Dauer nur Ihr Herz-Kreislauf-System strapaziert) – versuchen Sie einmal folgende Atemübung: den 5-Minuten-Kick:

Die Übung:

Setzen Sie sich mit aufrechter Wirbelsäule hin. Legen Sie Zeige- und Mittelfinger der rechten Hand zwischen die Augenbrauen, und Daumen und Ringfinger so neben die Nase, dass Sie rechts und links vom Nasenflügel liegen.

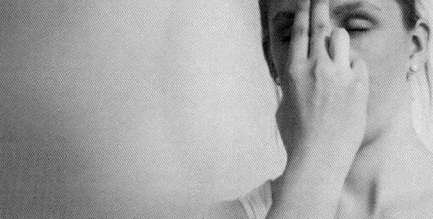

- Halten Sie das rechte Nasenloch zu, atmen Sie links ein.
- Halten Sie nun das linke Nasenloch zu, atmen Sie rechts aus.
- Etwa eine Minute wiederholen.
- Nun halten Sie das linke Nasenloch zu, atmen Sie rechts ein.
- Halten Sie das rechte Nasenloch zu, atmen Sie links aus.
- Etwa eine Minute wiederholen.
- Nun halten Sie das rechte Nasenloch zu und atmen Sie durch das linke Nasenloch schnell und kraftvoll ein und aus, dabei den Bauchnabel „pumpen" lassen. Nach einer Minute wechseln zum rechten Nasenloch, dabei das linke zuhalten.

- Nach einer weiteren Minute die Hand sinken lassen und tief durch beide Nasenlöcher atmen. Eine Minute lang.

Warum die Übung hilft:

Müdigkeit am Morgen kann damit zu tun haben, dass die beiden Gehirnhälften nicht genug mit Sauerstoff versorgt sind. Dann fühlt man sich schlapp und müde. Diese Atemübung gibt den Gehirnhälften „Pepp". Nach fünf Minuten sind Sie fit für den Tag.

Achtung:

Wenn Sie anhaltend morgens schon müde sind, den Arzt konsultieren!

Morgenmuffel

Wenn die Welt morgens grau ist, versuchen Sie folgende Übung aus dem Yoga: Die yogische kalte Dusche!

Die Übung:

- Mit einem Luffahandschuh vor dem Duschen gut abrubbeln, den ganzen Körper.

- Einölen mit Mandelöl (das lässt die Haut atmen), den ganzen Körper.

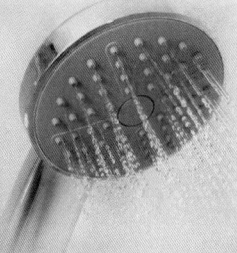

- Unter die Dusche, kalt! Dabei mit den Händen kräftig abreiben. Schreien Sie laut, singen Sie, lachen Sie! Aber weiter abrubbeln, von den Füßen aufwärts.

- Die Dusche ausstellen und weiter rubbeln. Dann wieder anstellen. Brrr! Aber nicht mehr so schlimm! Immer wiederholen, an aus, rubbeln, bis Sie rauswollen.

- Nun ein weiches Badetuch nehmen, einkuscheln, gut abfrottieren.

- Warm anziehen, und: Genießen Sie den Tag!

Warum die Übung hilft:

Das kalte

Wasser zieht sofort die Kapillaren,

die feinen Hautgefäße, zusammen – Müdigkeit

hat so keine Chance. Das Rubbeln löst zudem alle

Schmutzpartikel, die Haut wird scheinend und strahlend. Das

Mandelöl umgibt mit einem wunderbaren nährenden Film, der

nicht fettend wirkt. Und die warme Kleidung lässt

Sie spüren, wie schön es ist,

lebendig zu sein.

Müde Augen nach Computerarbeit

Wenn Ihre Augen nach einem langen Tag am PC müde sind: Gönnen Sie sich eine Kriya, eine yogische Behandlung mit Rosenwasser!

Die Übung:

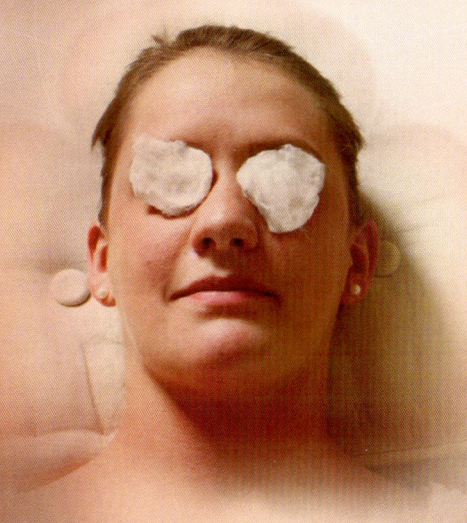

Dippen Sie dazu einen Wattepad in biologisches Rosenwasser und legen Sie sich den Pad auf die Augen. Eine Viertelstunde so ruhen.

Warum die Übung hilft:

Rosenwasser

ist im indischen Ayurveda das

Zaubermittel gegen müde und verspannte Augen.

Es gilt mit seinem aromatischen Duft als echtes Heilmittel

und hat einen kühlenden, befeuchtenden Effekt auf die Bindehäute.

Achten Sie aber bitte darauf, ob Sie die Konzentration vertragen.

Wenn die Augen dabei leicht brennen sollten, das Rosenwasser

zum „Benetzen" evtl. mit etwas Salzwasser verdünnen. Dazu

einen Teelöffel Salz auf einen Liter Wasser geben, gut

verrühren und eine kleine Menge zum Rosenwasser

hinzufügen. Die Salzkonzentration entspricht

ungefähr unserer Tränenflüssigkeit.

Ohrgeräusche

Ohrgeräusche sind oft ein Stress-Symptom. Bitte in jedem Fall einen Arzt konsultieren – es könnte sich ein Hörsturz entwickeln. Ansonsten hilft diese Übung:

Die Übung:

Setzen Sie sich mit ausrechter Wirbelsäule hin, die Ohren sollten frei sein. Halten Sie die rechte Hand offen neben ein Ohr, so, als wollten Sie sich eine Ohrfeige geben.

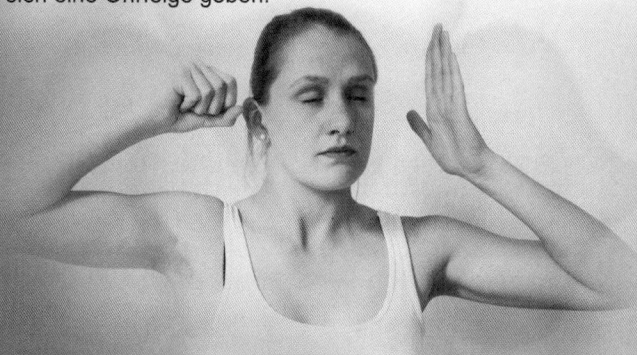

Halten Sie die linke Hand zu einer „Schnecke" eingerollt, die Finger eingezogen, den Daumen außen herum. Machen Sie eine kleine Höhle im Inneren der Schnecke. Diese Hand bitte mit der Öffnung zum Ohr gewandt neben das linke Ohr legen, etwa 5 Zentimeter entfernt. Schlagen Sie nun mit der flachen Hand gegen das rechte Ohr, ohne es zu berühren, aber so, dass Sie den Luftzug im Ohr spüren. 2 Minuten. Die Seite wechseln, wenn nötig.

Dann die Hände ausschütteln.

Warum die Übung hilft:

Der Luftzug

des „Schlagens" dringt in das Ohr ein.

Er reinigt es und schickt den inneren Ballast auf

der anderen Seite wieder heraus, wo er energetisch in der

„Schnecke" aufgefangen wird. Dabei „empfängt" die „Schnecke"

alles, was das Ohr zum Pfeifen bringt: Stress, negative

Botschaften, alte Gefühle. Es ist eine yogische

Reinigungsübung, die sehr belebend

und erfrischend wirkt.

Praemenstruelle Verspannungen (PMS)

PMS kann sich auf vielerlei Weise zeigen. Gegen Schmerzen und Spannungen im Unterleib aber hilft sehr schnell eine Yogaübung.

Die Übung:

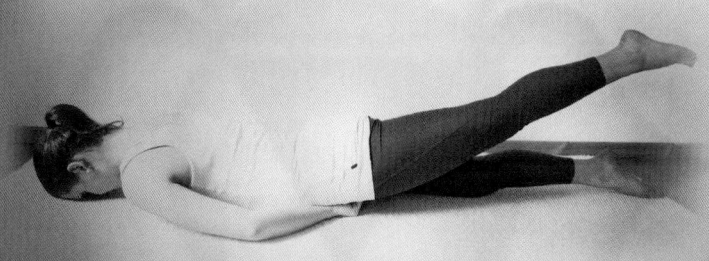

Legen Sie sich auf den Bauch. Formen Sie aus Ihren Händen Fäuste, die Daumen innen, und legen Sie sie in die Leistenbeugen. Legen Sie die Stirn auf den Boden. Heben Sie nun einatmend ein Bein gerade und gestreckt so weit wie möglich hoch und lassen Sie es ausatmend wieder auf die Faust sinken. Einen tiefen Atemzug nachatmen. Nun einatmend das andere Bein heben und ausatmend senken. Einen tiefen Atemzug nachatmen.

Diese Sequenz zehnmal üben.

Warum die Übung hilft:

Die Fäuste

aktivieren Druckpunkte, die den

Unterleib entspannen. Der Druck wird durch

das Körpergewicht so verstärkt, wie man dies im

Stehen oder Liegen sonst nicht erreichen könnte. Die

Spannungsreduktion, die mit dem Nachatmen

einsetzt, geht tief in den Unterleib

und wirkt anhaltend.

Rückenschmerzen

Anhaltende Rückenschmerzen sollten Sie immer von einem Arzt abklären lassen. Bei leichten Spannungsschmerzen hilft diese Yogaübung:

Die Übung:

Legen Sie sich auf den Rücken, evtl. eine zusammengefaltete Decke unter den Kopf. Stellen Sie die Füße auf, knapp hüftbreit auseinander. Öffnen Sie die Arme weit, die Handflächen zeigen nach oben. Atmen Sie tief in dieser Haltung ein. Atmen Sie aus und lassen Sie die Knie zu einer Seite sinken. Der Kopf dreht sich gleichzeitig in die Gegenrichtung.

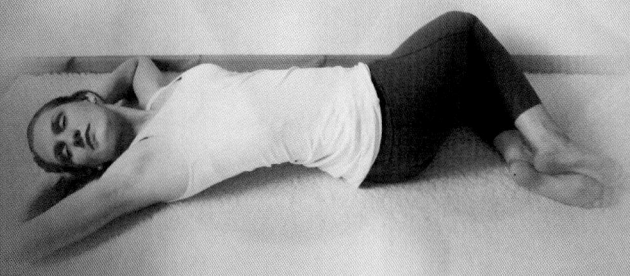

Einen Atemzug verweilen. Beim nächsten Einatmen Knie und Kopf wieder in die Mitte bringen, dann beim Ausatmen die Knie in die andere Richtung und den Kopf wieder in die Gegenrichtung sinken lassen. Diese Sequenz mindestens drei Minuten wiederholen. Dann nachspüren. Über die Seite rollend in einem Bogen aufrichten.

Warum die Übung hilft:

Diese Übung

löst verschiedene

Muskeln im unteren Rücken

und am Po, die sich bei Stress

verspannen. Die verspannten Muskeln

können so wieder nachgeben,

die Rückenschmerzen

lassen nach.

Schlafstörungen

Schlafen Sie wieder ruhig mit Yoga.

Die Übung:

a) Legen Sie einen Daumen an das rechte Nasenloch. Halten Sie damit das rechte Nasenloch zu. Die anderen Finger zeigen hoch wie eine Antenne. Atmen Sie durch das linke Nasenloch ein und aus. 2 Minuten, dann den Daumen sinken lassen und normal weiteratmen.

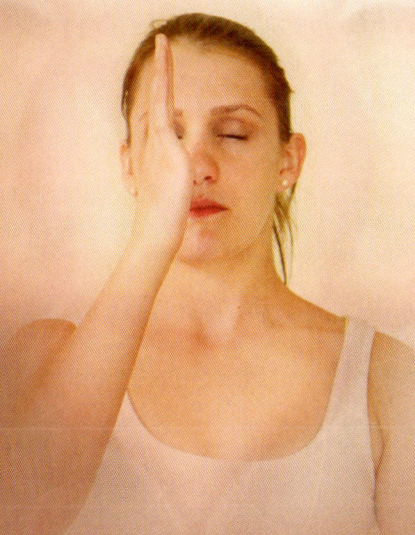

b) Legen Sie nun die rechte Hand auf das Brustbein. Atmen Sie ruhig und tief, so, als wollten Sie zu Ihrer Hand hin atmen. 2 Minuten.

Warum die Übung hilft:

Diese Übung ist ein Pranayama, eine yogische Atemübung. Sie geht von dem Wissen aus, dass jedes Nasenloch einen anderen Teil des Nervensystems aktiviert: Linksseitige Atmung aktiviert eher das parasympathische Nervensystem, rechtsseitige Atmung eher das sympathische Nervensystem. Wenn wir nicht ein- oder durchschlafen können, kann die Aktivierung des parasympathischen Nervensystems beruhigend, entspannend und ausgleichend wirken.

Die Atmung in die aufgelegte Hand zieht die Aufmerksamkeit von den Gedanken ab und lenkt sie auf die beruhigende Hand. Die Hand auf dem Brustbein löst Enge und Spannung im Herzbereich. Es braucht nur kurze Zeit – und die Atmung wird tiefer und ruhiger, sodass Sie besser einschlafen können.

Schöne Haut

Schöne Haut ist mit Yoga fast ein Selbstgänger. Yoga durchblutet die Haut besser, schwemmt Abfallstoffe aus und mit einem yogischen Lifestyle verschwinden Zivilisationssünden nach und nach. Aber es gibt auch eine Übungsfolge, die wie ein leichter Facelift wirken kann:

Die Übung:

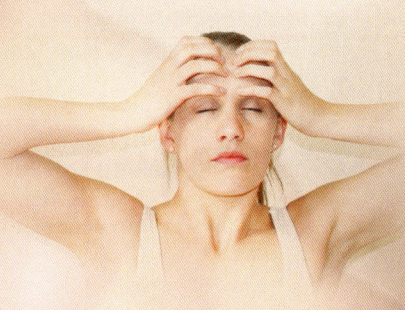

Setzen Sie sich mit aufrechter Wirbelsäule hin. Legen Sie die Fingerspitzen beider Hände auf die Stirn, die kleinen Finger zwischen den Augenbrauen, die Zeigefinger am Haaransatz. Leichter Druck, lang und tief atmen. 1 Minute.

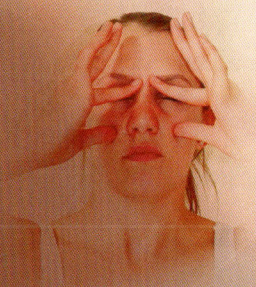

Nun die beiden Daumen auf die Mitte der Jochbeine unter den Augen aufsetzen, die Zeigefingerkuppen an die Nasenwurzel legen. Leichter Druck. Lang und tief atmen, 1 Minute.

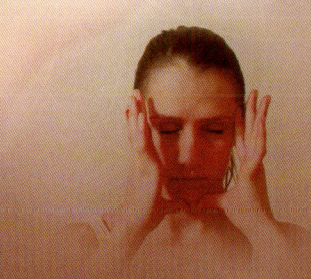

Zuletzt die Daumen auf die Kinnladen, die Zeigefinger auf die Schläfen legen, leichter Druck, lang und tief atmen. 1 Minute. Spüren Sie nun nach.

Warum die Übung hilft:

Die Punkte,

die Sie hier berühren, können das ganze

Gesicht entspannen. Wir merken es oft nicht, aber

bei Anspannung spannen sich auch die Gesichtsmuskeln an

(wenn wir die Zähne zusammenbeißen, die Stirn kräuseln, den Blick

fixieren) – und das macht auf Dauer die Haut müde. Durch den

leichten Druck werden diese Spannungspunkte zum

Entspannen gebracht – die Haut entspannt sich mit.

Wenn Sie sich nach den 3 Minuten Übungsdauer

selbst noch ein wenig zulächeln,

haben Sie buchstäblich

ein neues Gesicht.

Schulterverspannungen – was tun?

Oft laden wir uns einfach zu viel auf. Dann verspannen sich die Schultern. So werden Sie die Spannungen wieder los:

Die Übung:

Setzen Sie sich mit aufrechter Wirbelsäule hin, schließen Sie die Augen. Legen Sie die Hände auf die Oberschenkel. Ziehen Sie nun mit einem kraftvollen Einatmen eine Schulter nach oben und mit dem kraftvollen Ausatmen lassen Sie sie wieder sinken, dann mit dem nächsten Einatmen die andere Schulter hochziehen, ausatmen: sinken lassen.

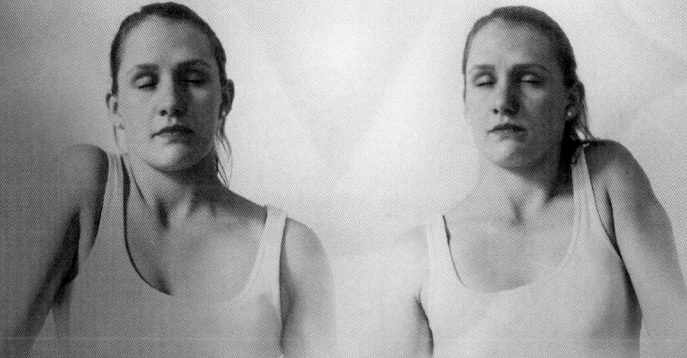

Immer abwechselnd, 1 Minute. Nun beide Schultern beim Einatmen hochziehen, beim Ausatmen tief sinken lassen. Langsam beginnen, nach und nach schneller werden. Kraftvoll atmen, 1 Minute. Zum Schluss beide Schultern hoch, ganz hochziehen und dabei tief einatmen. Einen Moment den Atem halten, wenn die Schultern ganz oben sind. Dann ausatmen und die Schultern sinken lassen, tiefer als vorher. Den Kopf aufrichten und nachspüren.

Warum die Übung hilft:

Durch das

einseitige Hochziehen der Schultern

lenken wir unsere Konzentration an diese Stelle,

Gedankenmuster hören auf. Durch das kraftvolle Atem-

muster und die Bewegung werden die Schultern wie von innen

massiert und können sich am Ende der Übung entspannen,

wenn wir sie einfach sinken lassen. Sie können spüren,

wie die Spannung abfließt und

der Kopf sich freier

heben kann.

Verstopfung

Hier eine Übung, wenn die Verdauung mal nicht will.

Die Übung:

Legen Sie sich auf den Rücken. Strecken Sie beide Beine lang aus. Ziehen Sie das rechte Knie an die Brust, atmen Sie ein. Dann ziehen Sie das linke Knie an die Brust, atmen Sie aus.

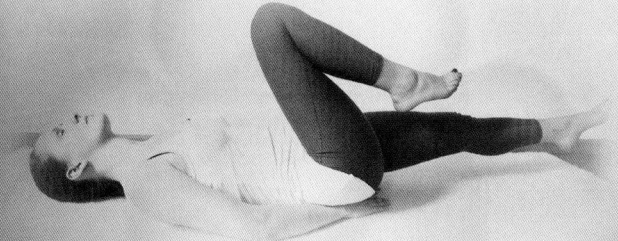

Halten Sie nun beide Knie angezogen mit beiden Händen fest, atmen Sie fünf Atemzüge ein und aus.

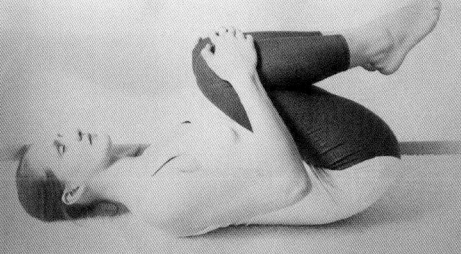

Dann ziehen Sie das linke Bein nochmal an, atmen Sie ein, strecken Sie es aus, atmen Sie aus. Dann das rechte Bein anziehen, einatmen, ausstrecken, ausatmen. Beginnen Sie von vorn. 5x die gesamte Folge wiederholen.

Warum die Übung hilft:

Sie massieren

bei dieser Übung Ihren Dickdarm,

erst den aufsteigenden, dann den querlaufenden,

dann den absteigenden Dickdarm.

So bringen Sie Ihre Verdauung

wieder in Gang.

Zu viel gegessen

Wenn Sie bei einem Geschäftsessen oder zu Hause zu viel gegessen haben, kann es sein, dass nicht nur Ihr Bauch zu voll ist, sondern Ihnen richtig übel wird. Das Beste ist dann folgende Yogaübung. Sie dauert nur knapp drei Minuten:

Die Übung:

Setzen Sie sich auf Ihre Fersen (evtl. auf eine Meditationsbank). Legen Sie die Hände auf die Oberschenkel. Atmen Sie schnell und kraftvoll durch den Bauchnabel ein und aus. Lassen Sie beim Einatmen den Bauch nach vorn kommen.

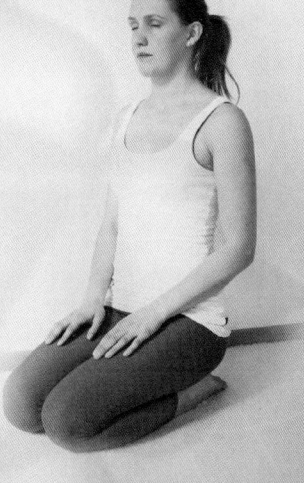

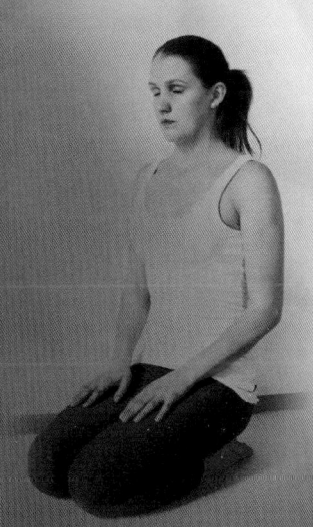

Atmen Sie kraftvoll aus, als würden Sie in ein Taschentuch schnauben. Lassen Sie dabei den Bauchnabel Richtung Rücken schnellen. Loslassen und wieder einatmen. Wiederholen Sie diesen Rhythmus, etwa zwei Minuten lang.

Warum die Übung hilft:

Der Fersensitz

(Vajrasana) ist eine Krafthaltung,

die nach traditionellem yogischen Wissen

die Verdauung fördert. Der hier gewählte Atemrhythmus

pumpt den Unterleib vor und zurück und massiert so die

Verdauungsorgane. So entsteht eine sehr direkte,

schnelle und wirkungsvolle Aktivierung der

Verdauung. Und der Bauch kann sich

hinterher entspannen.

Angst vor Dunkelheit

Nach yogischer Auffassung hängt die Angst vor der Dunkelheit mit einer Angst vor dem Tod zusammen. Dies ist eine Urangst des Menschen. Deshalb ist sie so schwer zu überwinden. Aber es geht – mit Yoga.

Die Übung:

Setzen Sie sich in eine meditative Haltung mit aufrechter Wirbelsäule. Schließen Sie die Augen. Legen Sie Daumen und Zeigefingerspitzen aneinander.

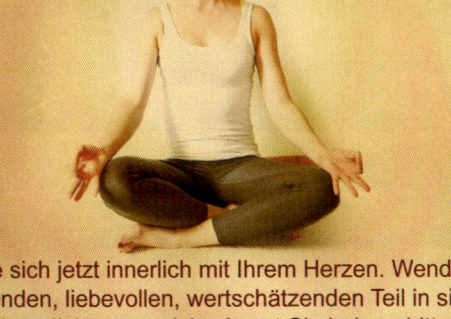

Verbinden Sie sich jetzt innerlich mit Ihrem Herzen. Wenden Sie sich an den wissenden, liebevollen, wertschätzenden Teil in sich, sprechen Sie innerlich aus, welche Angst Sie haben, bitten Sie um Hilfe. Warten Sie, atmen Sie tief. Stellen Sie sich vor, dass aus Ihrem höchsten Bewusstsein eine Antwort kommt. Ihr höchstes Bewusstsein kann Sie spüren lassen, dass es immer da ist, dass es Sie beschützen wird und dass es Sie annimmt, ganz gleich, was Sie denken, fühlen oder tun. Dass dieses höchste Bewusstsein jederzeit bei Ihnen ist, auch jetzt, in diesem Moment. Lassen Sie diese Antwort zu. Atmen Sie tief.

Wiederholen Sie diese Meditation möglichst jeden Tag.

Warum die Übung hilft:

Die Urangst

vor der Dunkelheit heißt im Yoga Abinivesha.

Sie ist eine der Kleshas, der Verirrungen des Geistes, die

überwunden werden müssen, wenn wir wirklich frei sein wollen.

Abinivesha wird nur überwunden, wenn wir Gottvertrauen

entwickeln. Ganz gleich, ob Sie nun gläubig sind oder atheistisch –

wenn Sie mit Ihrem höchsten Bewusstsein verbunden sind,

können Sie spüren, dass Sie sich immer an dieses Bewusstsein

in sich wenden können. Das kann Vertrauen entwickeln

und die Angst mindern.

„Ausflippen"

Wenn einmal eine Situation eingetreten ist, in der Sie sich kaum noch beherrschen können:

Die Übung:

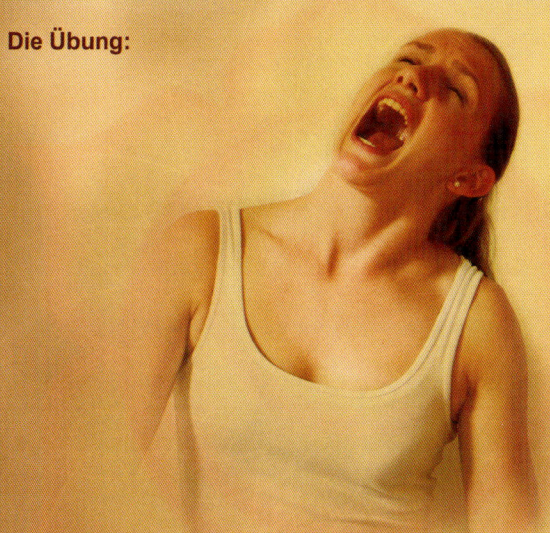

a)   Trinken Sie einen halben Liter klares, kaltes Wasser!

b)   Öffnen Sie dann den Mund so weit, wie Sie können und kreisen bitte den Kopf so, dass Sie mit der Nasenspitze einen großen Kreis in die Luft malen. Atmen Sie dabei durch den Mund laut (AAAAA!!!) ein und aus. 30 Sekunden in der einen Richtung, 30 Sekunden in der anderen Richtung. Dann tief einatmen, auf die Nasenwurzel konzentrieren und den Atem kurz halten, ausatmen. Nachspüren.

Warum die Übung hilft:

Wenn Sie die Beherrschung zu verlieren drohen, verlieren Sie die Fähigkeit, klar zu denken. Das Wasser bringt sofort den Stoffwechsel auf Touren, sodass die festgehaltene emotionale Energie ins Fließen kommt. Die Übung bringt die Nackenmuskulatur wieder in Bewegung, denn wir tendieren dazu, bei Anspannung den Nacken festzuhalten. Die Atmung bringt zudem alle Gefühle auf eine Weise in Bewegung, die ihnen zwar Raum gibt, aber die Selbstkontrolle aufrechterhält. So kommen Sie wieder zu sich selbst zurück.

Flugangst

Noch nicht einmal gestartet und schon ist Ihnen übel? Sucht Ihr Blick den Ausgang, fragen Sie sich, warum Sie nicht mit dem Zug zu Ihrem Zielort gefahren sind? Diese Übung kann Ihnen in Windeseile helfen. Üben Sie sie am besten schon vor dem Abflug. Aber auch in der Luft oder bei Turbulenzen ist sie sehr wirksam.

Die Übung:

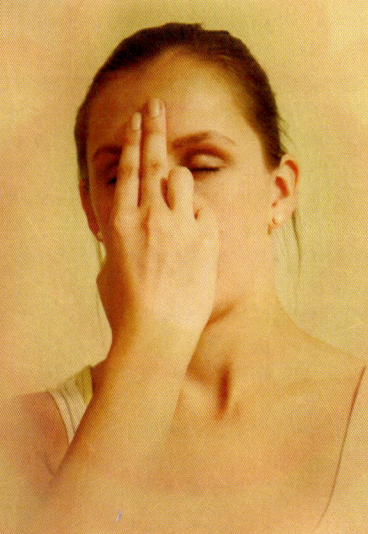

Setzen sie sich mit aufrechter Wirbelsäule hin, legen Sie Zeige- und Mittelfingerspitze der rechten Hand zwischen die Augenbrauen. Legen Sie Daumen und Ringfingerspitze neben Ihr rechtes und linkes Nasenloch. Halten Sie nun mit dem Daumen das rechte Nasenloch zu. Atmen Sie durch das linke Nasenloch tief ein und aus. Dann halten Sie mit dem Ringfinger das linke Nasenloch zu. Atmen Sie durch das rechte Nasenloch tief ein und aus. Wiederholen Sie diese Sequenz 12-mal (ca. 2 Minuten). Dann lassen Sie die Hand sinken und spüren Sie nach.

Warum die Übung hilft:

Die Übung

ist ein „Pranayama", eine yogische

Atemübung, gegen Ängste. Bei Angst wird unsere

Atmung flach und schnell, wir tendieren dazu, führend

durch das rechte Nasenloch zu atmen, das uns mit der linken

Gehirnhälfte und dem aktivitätssteuernden Nervensystem, dem

Sympathikus, verbindet. Diese Übung setzt den gegenteiligen

Effekt in Gang: Sie verlangsamt unsere Atmung, bringt

Harmonie und Denkvermögen in beide

Gehirnhälften zurück, sodass wir wieder

innerlich gelassener und

klarer werden.

Ich mag meinen Körper nicht

Manchmal ziehen wir die Nase kraus, wenn wir in den Spiegel schauen. Manchmal finden wir unseren Körper nur grässlich. Dann kann Yoga helfen:

Die Übung:

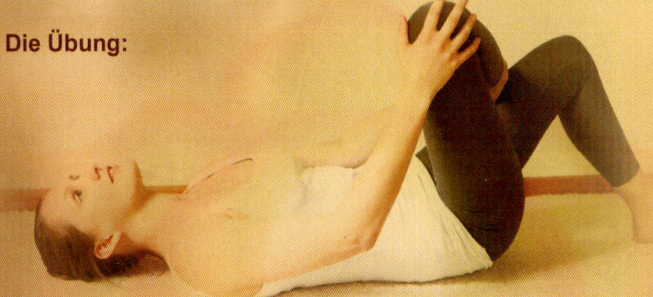

Legen Sie sich auf den Rücken. Bewegen Sie nun den ganzen Körper, als ob Sie grässliche Schmerzen hätten, winden Sie sich hin und her, schreien Sie, toben Sie. 2 Minuten. Dann beginnen Sie, Ihren Körper zu massieren. Massieren Sie Ihre Füße, so, als ob Sie Ton formen würden. Stellen Sie sich vor, sie erschaffen gerade im Moment Ihren Körper neu, Sie erschaffen s i c h neu.

Sagen Sie innerlich dabei „danke", für alles, was Ihr Körper für Sie tut. „Danke, Füße, dass ihr mit mir lauft". Massieren Sie ebenso Waden, Oberschenkel, Becken, Oberkörper, Schultern, Arme, Hände, Nacken, dann vorsichtig das Gesicht und die Haare. Danken Sie dabei allen Körperbereichen. Insgesamt 3 Minuten. Stehen Sie dann auf und tanzen Sie zu einer Musik, die Sie besonders mögen.
2 Minuten.

Warum die Übung hilft:

Wenn Sie

Ihren Körper nicht mögen, dann

vergleichen Sie sich mit anderen. Sie glauben,

Sie sind nur schön, wenn Sie bestimmten Vorgaben

entsprechen. Mit diesen Yogaübungen können Sie erst einmal

die innere Spannung abbauen. Dann können Sie sich eines anderen

Aspektes Ihres Körpers bewusst werden. Der Dank an den Körper

zusammen mit der Massage kann Ihr Bewusstsein umstimmen –

Sie können merken, wie gesegnet Sie mit allen

Gliedmaßen sind. Das kann Sie in

Frieden mit sich bringen.

Trauern können

Manchmal ist es gut, Traurigkeit zuzulassen, vor allem, wenn Sie ein Mensch sind, der sonst nur selten weint. Dabei hilft diese Yoga-Meditation.

Die Übung:

Setzen Sie sich auf einen Stuhl oder in den Schneidersitz, die Wirbelsäule ist aufrecht. Öffnen Sie die Handflächen, sodass Sie hineinsehen können. Legen Sie dann die Handkanten unter die Jochbeine und senken Sie den Kopf so, dass Ihr Gesicht in den Händen liegt. Die Finger bedecken die Augen, die Nase bleibt frei. Drücken Sie die Handkanten mit leichtem Druck gegen die Jochbeine, der Kopf mit seinem Gewicht drückt gegen die Handkanten. Atmen Sie lang und tief, lassen Sie alle Gefühle kommen.

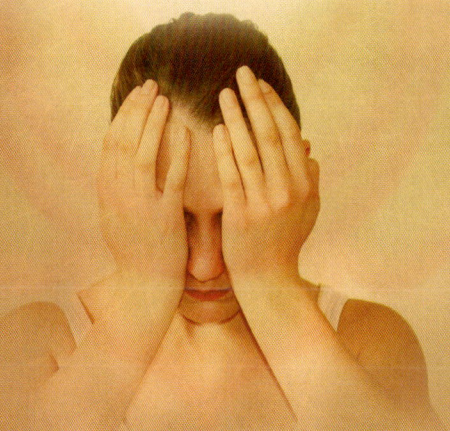

Nach drei Minuten tief einatmen und ganz langsam den Kopf heben. Spüren Sie nach.

Warum die Übung hilft:

Die Handkanten

üben Druck auf einen Punkt aus,

der den gesamten Kieferbereich entspannt. Dadurch

löst sich das „Zähne-Zusammenbeißen", das wir nicht nur im

übertragenden Sinne, sondern auch ganz körperlich tun, wenn wir

in schwierigen Situationen sind. Mit geschlossenen Augen dürfen

Sie spüren, was Sie sonst selten spüren dürfen, vor allem

Traurigkeit. Traurigkeit kann Raum für Neues

öffnen, für neues Fühlen und

neue Ideen.

Wut lösen

Wut ist diejenige Emotion, die niemand an sich mag. Manchmal steckt dahinter Hilflosigkeit. Manchmal Ohnmacht. Manchmal auch Traurigkeit. Wenn Sie Ihre Wut gern verwandeln wollen – probieren Sie einmal folgende Yogaübung:

Die Übung:

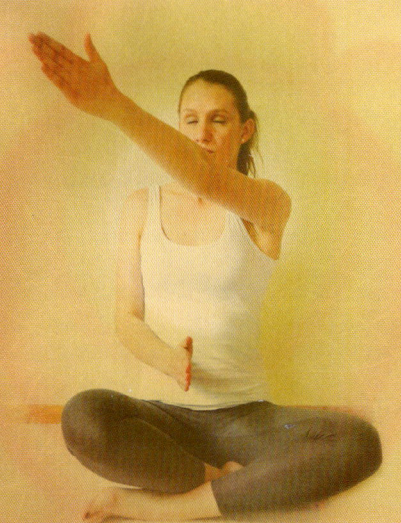

Setzen Sie sich mit aufrechter Wirbelsäule hin. Denken Sie an etwas, was Sie wütend macht. Halten Sie dann die Hände so auf Höhe des Sonnengeflechts, dass sie sich anschauen, Abstand: ca. 30 cm. Nun lassen Sie einen Arm schräg nach oben zur anderen Körperseite hochschnellen, einatmend hoch, ausatmend nach unten. Dann den anderen Arm hinüber zur anderen Körperseite, einatmend hoch, ausatmend nach unten. Immer weiter, die Arme formen abwechselnd ein „X". Bleiben Sie präzise in der Bewegung, atmen Sie rhythmisch. 3 Minuten. Dann tief einatmen, die Hände über das Sonnengeflecht halten, ausatmen. Nachspüren.

Warum die Übung hilft:

Wut entgrenzt,

wir verlieren uns in ihr.

Oder wir haben Angst vor ihr, weil wir die

Kontrolle verlieren könnten. Beides beseitigt diese Übung.

Sie nutzt die Kraft der Wut, aber macht daraus eine Präzision der

Form. Das aus den Hand- und Armbewegungen entstehende „X"

radiert buchstäblich negative innere Bilder aus und bringt

gleichzeitig ein Gefühl von innerer Kontrolle zurück. Auch der

rhythmische Atem gibt uns ein Gefühl von innerer Kraft.

Damit wird das Sonnengeflecht, ein wichtiges

Energiezentrum, positiv aufgeladen.

Sie können etwas tun!

Dann brauchen Sie nicht mehr wütend zu sein.

Zähneknirschen

Wenn Sie mit den Zähnen knirschen, gibt es Spannungen in Ihrem Körper, vielleicht Ängste, Stress. Vom Zahnarzt bekommen Sie meist eine Schiene. Aber auch Yoga kann helfen:

Die Übung:

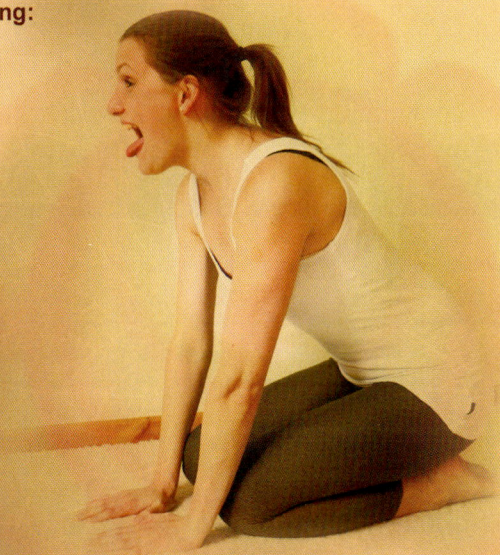

Setzen Sie sich auf die Fersen, legen Sie die Hände vor die Knie. Heben Sie den Kopf so hoch wie möglich, öffnen Sie die Augen weit. Strecken Sie die Zunge so weit wie möglich aus dem Mund. Atmen Sie tief ein und dann, mit dem Ausatmen, brüllen Sie wie ein wütender Löwe!
Immer wieder, lassen Sie den Atem von ganz unten im Bauch kommen. 2 Minuten. Danach setzen Sie sich ruhig auf die Fersen, schließen den Mund und legen die Hände locker auf die Knie. Spüren Sie nach.

Warum die Übung hilft:

Spannungen

lassen sich abbauen, wenn wir uns

erlauben, mal so richtig loszulassen. Der „Löwe"

ist eine klassische Yogaübung dafür. Er löst Spannungen

im Körper einfach auf, wenn Ihr Atem immer tiefer wird und

Sie sich erlauben, mal richtig zu brüllen. Irgendwann lachen Sie

nur noch, dann ist die Spannung weg. Vor allem in den

Kiefergelenken sitzt viel Spannung. Mit dem „Löwen"

wird genau dieser Bereich

entspannt.

Ausgepowert?

Die folgende Übung gibt neue Energie, wenn man sich ausgepowert fühlt:

Die Übung:

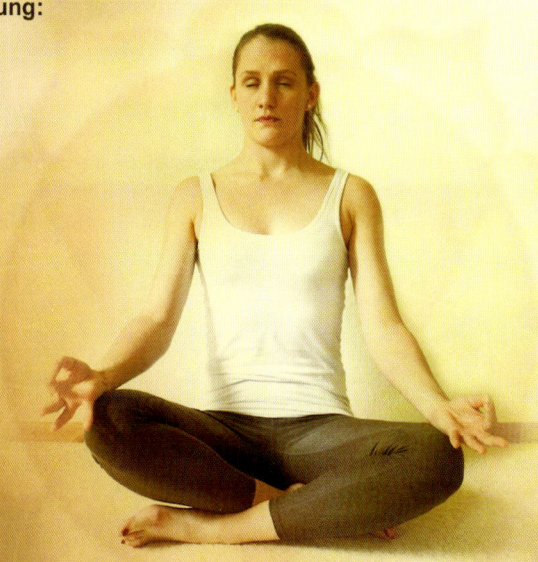

Setzen Sie sich mit gerader Wirbelsäule hin. Legen Sie die Hände auf die Knie, die Handflächen nach oben, Daumen und Zeigefingerspitzen aneinander. Atmen Sie in acht Atemstößen ein, denken Sie dazu „Ich bin kraft-voll, ich bin kraft-voll", wobei jede Silbe zu einem Atemstoß gedacht wird. Atmen Sie nun in acht Atemstößen aus, denken Sie dabei dasselbe Mantra. Fahren Sie so zwei Minuten lang fort.

Warum die Übung hilft:

Diese

Atemform nennt sich im Yoga

Ashtanga-Atem, der Achter-Atem. Ashtanga-

Rhythmen sind die kraftvollsten, die es im Yoga gibt.

Im Grunde werden hier zwei Viererrhythmen eingesetzt,

die durch die Wiederholung den Achterrhythmus ergeben.

Der erste Viererrhythmus löst Schmerzen und

Verspannungen auf, die bei Erschöpfung

einsetzen, der zweite baut

dann die neue

Energie auf.

Hitze im Großraumbüro

Manchmal ist es im Großraumbüro wirklich zu heiß – und man kann die Fenster nicht öffnen! Dann hilft folgende Atemübung:

Die Übung:

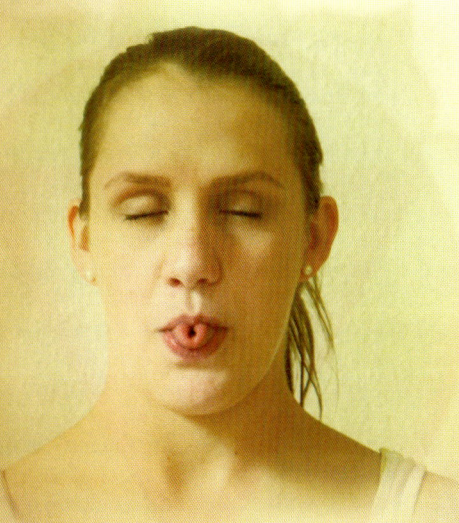

Setzen Sie sich mit aufrechter Wirbelsäule hin. Schließen Sie die Augen. Rollen Sie die Zunge zu einem „U" und stecken Sie sie zwischen die Lippen. Wenn das nicht möglich ist (manche Menschen haben kein Gen dafür), spitzen Sie die Lippen, als wollten Sie durch einen Strohhalm trinken. Atmen Sie nun durch die gerollte Zunge oder durch die gespitzten Lippen tief ein und durch die Nase tief aus. 26 Atemzüge lang. Dann durch die Zunge einatmen, den Atem halten, die Zunge in den Mund ziehen und befeuchten, dann durch die Nase ausatmen.

Warum die Übung hilft:

Diese Übung

ist eine Pranayama-Übung, die den

ganzen Körper kühlt und entgiftet. Auf der Zunge

sammeln sich alle Giftstoffe des Körpers. Nach der Lehre

des Ayurveda haben alle Geschmacksrichtungen ihren Sitz

zudem auf der Zunge. Diese Meditation reinigt die gesamte Zunge.

Sie werden bemerken, dass der Atem erst bitter oder scharf

schmeckt und nach und nach süßer wird. Durch die spezielle

Stellung der Zunge (oder der Lippen) wird der

einströmende Atem zudem gekühlt und

kühlt beim Einatmen den

ganzen Körper.

Konzentrationsschwäche

Sie lesen dieselbe Stelle im Buch wieder und wieder – und haben sie immer noch nicht verstanden? Dann haben Sie vielleicht Konzentrationsstörungen. Diese können Begleiterscheinungen einer Depression sein – also besser abchecken lassen. Sie können aber auch ein Zeichen von Stress sein – und hier können Sie mit Yoga wirklich etwas tun:

Die Übung:

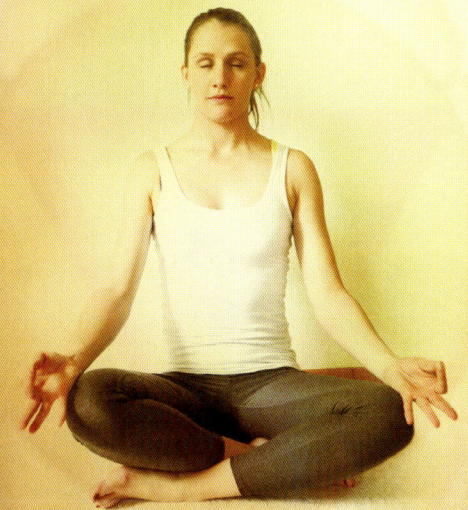

Setzen Sie sich mit aufrechter Wirbelsäule hin. Die Hände auf die Knie, Daumen- und Zeigefingerkuppen berühren sich leicht. Richten Sie den Körper auf, ziehen Sie das Kinn ein wenig ein, konzentrieren Sie sich mit geschlossenen Augen auf den Punkt zwischen den Augenbrauen. Chanten (singen) Sie nun den Grundlaut der unmanifesten Schöpfung, das heilige „OM". Wiederholen Sie es, so oft Sie mögen. Nach und nach lösen sich so alle anderen Gedanken auf.

Warum die Übung hilft:

Das „OM"

ist der heiligste Laut des Yoga,

der Laut, der alles andere übersteigt.

Wenn Sie sich damit in Verbindung setzen,

beginnt seine heilende Kraft zu wirken.

Nach und nach werden Sie spüren,

wie tief und anhaltend der

Heilungsprozess ist, der

mit „OM" beginnt.

Mit Selbstvertrauen ins Vorstellungsgespräch

Vor einem Vorstellungsgespräch ist jeder Mensch nervös. Yoga kann hier sehr gut helfen:

Die Übung:

Stellen Sie sich mit hüftbreiten Beinen auf den Boden. Die Arme hängen neben dem Körper, die Handflächen zeigen nach vorn.

Stellen Sie sich nun vor, dass über Ihrem Scheitelpunkt wie in einer Lichtquelle all das Wissen gespeichert ist, das Sie brauchen, und all die Fähigkeiten, die Sie ausstrahlen möchten. Atmen Sie ein, heben Sie die Arme hoch über den Kopf und stellen sie sich vor, dass mit Ihrem Atem all diese Fähigkeiten in Sie hineinströmen.

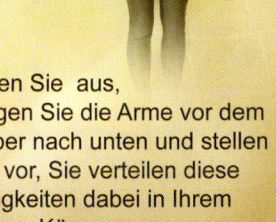

Atmen Sie aus, bringen Sie die Arme vor dem Körper nach unten und stellen sich vor, Sie verteilen diese Fähigkeiten dabei in Ihrem ganzen Körper.
Wiederholen Sie diese Atmungsfolge mit der dazugehörenden Vorstellung etwa 2 Minuten lang.

Warum die Übung hilft:

Unser Gefühlsleben

wird weitgehend von unseren Vorstellungen

bestimmt. Diese Übung nutzt diese Fähigkeit des Menschen,

um Ihnen Selbstvertrauen zu schenken. Sie vermittelt uns eine

energetische Erfahrung, dass ausreichend Wissen und Kreativität

vorhanden ist und dass wir dieses in uns aktivieren können.

Die tiefe Atmung unterstützt diesen Prozess.

Dadurch nimmt Angst ab und Ruhe und

Entspannung setzen ein.

Mobbing im Büro

Stress am Arbeitsplatz, weil die Kollegen schlecht über Sie reden? Versuchen Sie es mit folgender Yoga-Haltung:

Die Übung:

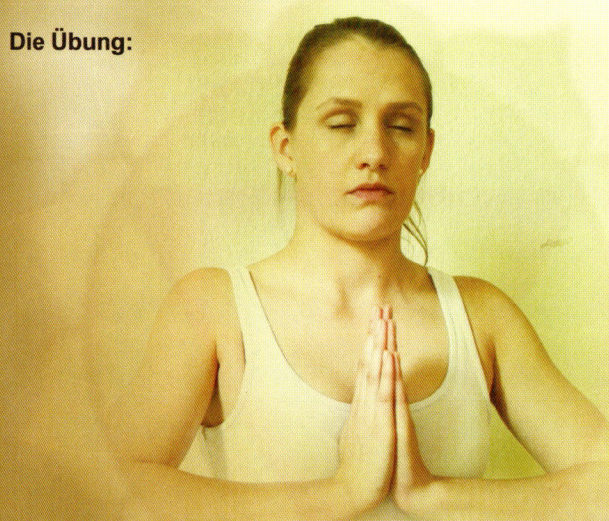

Setzen Sie sich mit aufrechter Wirbelsäule hin. Legen Sie die Hände vor der Brust aneinander, heben Sie die Ellenbogen so hoch, dass sie parallel zu den Händen sind. Die Hände sollten sich von den Handkanten bis zu den Fingerspitzen berühren. Schließen Sie die Augen. Senken Sie ein ganz klein wenig den Kopf, sodass der Scheitelpunkt der höchste Punkt des Kopfes ist. Atmen Sie lang und tief. Konzentrieren Sie sich zwischen den Augenbrauen. 5 Minuten.

Warum die Übung hilft:

Wenn Ihre Kollegen schlecht über Sie reden, verlieren Sie schnell den Kontakt zu Ihrem inneren Wissen. Sie tendieren dazu, sich zu rechtfertigen und sich schlecht zu fühlen. Die Meditation bringt den verlorenen Kontakt zu Ihrer inneren Weisheit zurück. Sie öffnet Ihr Herz und versetzt Sie so in die Lage, nicht nur auf andere zu reagieren, sondern das zu tun, was notwendig ist, aber ohne Kampf oder Krieg. Seien Sie klar und furchtlos, aber kämpfen Sie nicht. Sonst können Sie nur verlieren.

Mut und Kraft für eine Präsentation

Sollen Sie Ihre Arbeitsergebnisse in einer Präsentation darstellen und sind so richtig aufgeregt? Mit dieser Yogaübung bringen Sie Ihre Gedanken auf einen Punkt:

Die Übung:

Stellen Sie sich mit schulterbreit gespreizten Beinen hin. Kommen Sie mit einem Bein einen Schritt nach vorn und drehen Sie den hinteren Fuß im 90°-Winkel dazu. Drehen Sie den Körper zum vorderen Fuß. Kommen Sie nun in die Haltung des Bogenschützen: Der Arm über dem vorderen Fuß hebt sich schräg nach oben, der Daumen wird zurückgezogen, die übrigen Finger sind eingerollt. Der andere Arm wird angewinkelt, die Hand formt eine Faust und wird unter die hintere Achselhöhle gelegt, der Ellenbogen bleibt oben.
Beugen Sie nun das vordere Knie, so weit, wie es geht, bis Sie den vorderen Fuß nicht mehr sehen können. Fixieren Sie Ihren Blick auf den Daumennagel, stellen Sie sich vor, Sie würden von diesem Punkt einen Pfeil abschießen. Atmen Sie lang und tief. 2 Minuten, dann die Seite wechseln.

Warum die Übung hilft:

Diese Yogahaltung,

der sogenannte „Bogenschütze", ist

ideal, wenn man Mut und Konzentration braucht:

Die Beinhaltung gibt Kraft in den Oberschenkeln und

einen sicheren Stand(-punkt). Der Körpermittelpunkt verankert

im Boden. Gleichzeitig wird der Herzraum über den großen Brust-

muskel gedehnt, was ermöglicht, dass Sie wirklich mitreißend

sprechen und nicht nur intellektuell. Und der Blick auf den

Daumennagel zentriert die Aufmerksamkeit durch den schräg

nach oben gerichteten Arm auf den Augenbrauenpunkt:

nach yogischer Auffassung der Punkt für

Klarheit und Weisheit.

Willenskraft steigern

Manchmal brauchen wir einen festen Willen, um Dinge durchzusetzen. Oder nicht innerlich umzufallen. Diese Yogameditation kann dabei helfen:

Die Übung:

Setzen Sie sich mit aufrechter Wirbelsäule hin. Bringen Sie die Hände vor Ihrem Sonnengeflecht nebeneinander, die Handflächen zeigen nach unten, die Zeigefinger liegen aneinander, die Daumen sind nach innen in die Handflächen gelegt.

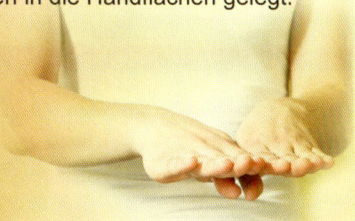

Schlagen Sie nun rhythmisch die Zeigefingerkanten einmal zusammen, dann drehen Sie die Hände blitzschnell um und schlagen die Kanten der kleinen Finger aneinander. Immer wiederholen: Zeigefingerkanten, Kanten der kleinen Finger. Atmen Sie kräftig und rhythmisch schnell ein und aus. Denken Sie dabei „Nicht mit mir!" oder „Ich bleib ich!" oder was auch immer Ihnen einfällt.

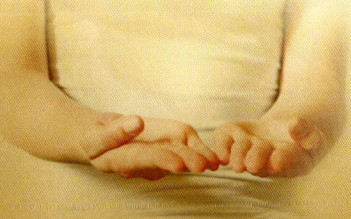

2 Minuten. Mit geschlossenen Augen nachspüren.

Warum die Übung hilft:

Sie brauchen schon Entschlossenheit, um diese Meditation zu praktizieren, denn bis Sie den Rhythmus und die richtige Handhaltung gefunden haben, tut die Bewegung richtig weh. Dann aber ist sie wundervoll und wirkt wie ein Power-Coaching. Der Atemrhythmus und die kraftvolle Bewegung aktivieren Ihr Willenszentrum im Sonnengeflecht und laden es auf, das mantrische Wiederholen des Kraftsatzes unterstützt Sie weiter in Ihrer inneren Entschlossenheit.

Nach 2 Minuten sind Sie in einem anderen inneren Modus.

Meine Kinder machen mich wahnsinnig!

Kinder machen glücklich, aber sie kosten uns auch oft den letzten Nerv. Wenn Ihr Nervenkostüm am Ende ist, hilft diese Meditation:

Die Übung:

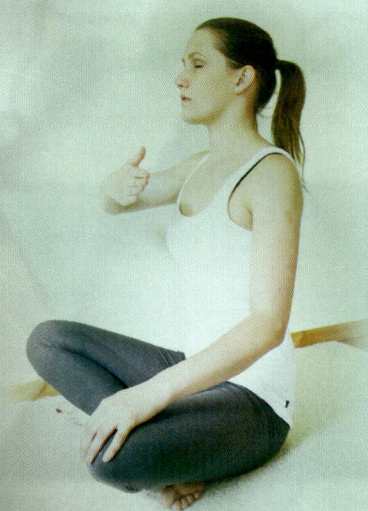

Setzen Sie sich mit aufrechter Wirbelsäule hin. Schließen Sie die Augen. Atmen Sie einige Male lang und tief ein und aus. Besinnen Sie sich auf sich selbst. Nun legen Sie die linke Hand (Linkshänder: rechts) auf ein Knie, Daumen- und Zeigefingerspitze aneinander. Die andere Hand liegt mit offener, zur Brust gewandter Handfläche zehn Zentimeter vor dem Herzen. Sprechen Sie in einer Art Singsang das Mantra **ICH BIN** und bringen Sie dabei die Handfläche fast an die Brust. Sprechen/singen Sie nochmals (im selben Atemzug) das Mantra **ICH BIN** und ziehen Sie die Hand langsam vom Herzen fort, so weit nach vorn, wie Ihr Herz sich wieder öffnen soll.
2 Min. wiederholen.

Warum die Übung hilft:

Das Mantra

ICH BIN bringt Sie zu sich selbst zurück. Zweimal gesungen/gesprochen wiederholt es, wie eine Bestätigung, ein Echo, was der Geist beim ersten Mal noch nicht ganz aufnehmen kann. Sie bestätigen Ihre essenzielle Wahrheit, jenseits aller Emotionen wie „Ich bin eine schlechte Mutter/Vater". Und Sie lassen zu, dass Ihr Herz sich energetisch wieder ausdehnt. Darin hat alles Platz, Ihre Kinder, Sie selbst. Man nennt das auch „Selbstmitgefühl". Nach 2 Minuten können Sie Ihren Kindern wieder entspannt begegnen.

Liebeskummer

Ist gerade eine Beziehung zu Ende gegangen und es tut echt weh? Dann praktizieren Sie folgende Meditation:

Die Übung:

Setzen Sie sich mit aufrechter Wirbelsäule auf einen Stuhl oder auf Ihren Meditationsplatz.

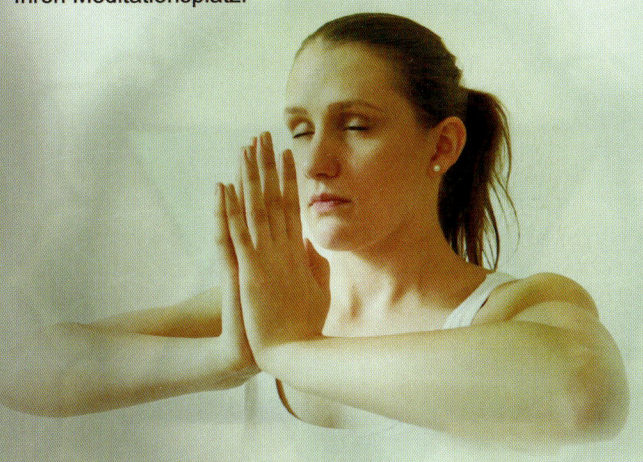

Legen Sie beide Handflächen aneinander, dass sie von Handkante bis Fingerspitzen aneinander ruhen. Heben Sie die Ellenbogen, sodass die Unterarme parallel zum Boden sind und die Fingerspitzen nach oben weisen. Die Spitzen der Mittelfinger liegen genau vor der Nasenwurzel. Die Fingerspitzen leicht zusammendrücken, die Augen schließen. Atmen Sie lang und tief, lassen Sie alle Gefühle zu. Zum Abschluss Arme hochrecken und ausschütteln. 5 Minuten, mindestens eine Woche täglich.

Warum die Übung hilft:

Die Fingerspitzen sind die Endpunkte mehrerer Energiebahnen in Ihrem Körper. Der Mittelfinger verbindet mit den Gefühlen, er wird vor die Nasenwurzel gehalten, wo man so energetisch die eigene Intuition und innere Weisheit aktiviert. Der Herzmeridian bekommt im kleinen Finger durch den Druck der Arme neue Impulse. Zusammen erlauben Sie allen Gefühlen, da zu sein, und transzendieren sie gleichzeitig, indem Sie sich mit Ihrer höheren Weisheit verbinden.

Streit lösen

Wenn Sie einen Streit beilegen wollen, aber immer noch wütend auf den anderen sind, können Sie mit dieser Meditation den Konflikt innerlich entspannen:

Die Übung:

Setzen Sie sich mit aufrechter Wirbelsäule hin, die Hände auf den Knien. Schließen Sie die Augen.

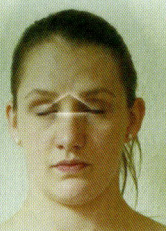

- Verbinden Sie sich mit Ihrer Position im Streit. Konzentrieren Sie sich dann innerlich auf das rechte Auge, dann auf das linke, dann auf den Punkt zwischen den Augenbrauen. Denken Sie dabei das Mantra „Wha" (am rechten Auge), dann das Mantra „He" (linkes Auge) und „Guru (zwischen den Augenbrauen). 1 Minute

- Nun versuchen Sie, die Situation mit den Augen des anderen zu sehen. Denken Sie dann wieder „Wha" (rechtes Auge), „He" (linkes Auge), „Guru" (Mitte der Augenbrauen), 1 Minute

- Nun stellen Sie sich vor, Sie könnten die Situation wie von oben betrachten, sodass Sie alle Beteiligten erkennen. Denken Sie dann wieder „Wha" (rechtes Auge), „He" (linkes Auge), „Guru" (Mitte der Augenbrauen), 1 Minute

- Sprechen Sie einen innerlichen liebevollen Gruß für sich und Ihren Streitpartner, denken Sie dann wieder „Wha" (rechts), „He" (links), „Guru" (Mitte der Augenbrauen)

Das Mantra bedeutet: „Oh, unglaublich große Weisheit, die mich vom Dunklen zum Licht führt".

Warum die Übung hilft:

Diese Meditation nimmt, obwohl sie schon so alt ist, eine äußerst moderne Technik vorweg: Eine Technik zur Lösung traumatischer Situationen, bei der Augenbewegungen in Verbindung mit gefühlsmäßigen Denkinhalten eingesetzt werden (EMDR). Sie ist sehr wirkungsvoll. Anders als bei der psychologischen Technik der wechselseitigen Augenstimulation wird hier zusätzlich der Augenbrauenpunkt, das Dritte Auge, aktiviert – der Punkt von Intuition und Weisheit im Menschen. Das Mantra bringt zudem alle Gedanken buchstäblich „in eine andere Richtung" und richtet sie an einer höheren Weisheit aus. So können sich emotionale Verstrickungen wirkungsvoll lösen. Bitte praktizieren Sie die Meditation mehrmals.

Entspannt in den Feierabend

Sind Sie abends oft abgespannt und genervt, wollen aber die Familie nicht damit belasten? Probieren Sie diese einfache Yogapraxis:

Die Übung:

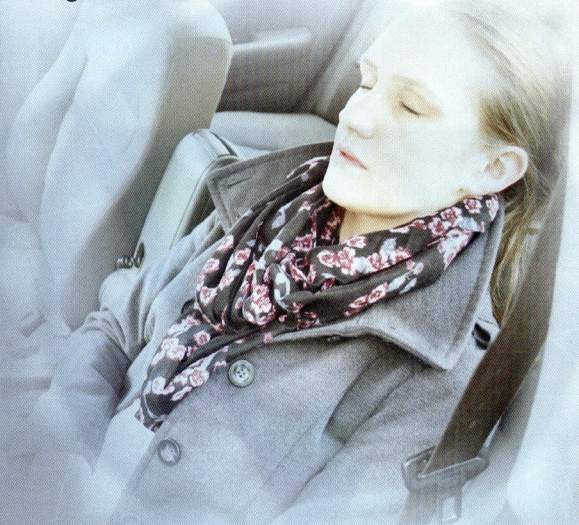

Bleiben Sie nach dem Einparken einen Moment im Auto sitzen. Verbinden Sie sich mit Ihrem Atem, schließen Sie dabei die Augen. Atmen Sie lang und tief, denken Sie beim Einatmen: „Ich bin" und beim Ausatmen „hier". Tun Sie dies für 2 Minuten, entspannen Sie dabei bewusst die Schultern. Steigen Sie erst dann aus.

Warum die Übung hilft:

Während des

Atmens mit geschlossenen Augen kommen

Sie wieder in Kontakt mit Ihrem Inneren. Arbeit hat oft mit

Anstrengendem zu tun: Problemlösen, Kontakt, Überzeugen,

Leistung, Kommunizieren. Nehmen Sie sich einige Minuten

und kommunizieren Sie mit Ihrer Seele.

Das ändert Ihre innere Ausrichtung und

nimmt Ihnen den Tagesstress.

Müdigkeit beim Autofahren

Natürlich sollten Sie nur eins tun, wenn Sie merken, dass Sie beim Autofahren müde sind: Fahren Sie auf den nächsten Parkplatz und schlafen Sie! Allerdings empfiehlt Yoga eine Art Power-Napping: Es reichen 11 Minuten!

Die Übung:

Stellen Sie sich einen Wecker (oder die innere Uhr), legen Sie den Sitz nach hinten und machen Sie ein Yoga-Nickerchen. Dafür haben Sie immer Zeit.

Steigen Sie dann aus und, wenn Sie mögen, joggen Sie eine Runde oder laufen Sie schnell mehrmals um das Auto herum. Setzen Sie sich dann wieder in den Wagen, kurbeln Sie das Fenster herunter. Legen Sie Ihren linken Daumen ans linke Nasenloch, verschließen Sie es. Atmen Sie durch das rechte Nasenloch immer wieder schnell und kraftvoll ein und aus, lassen Sie den Nabelpunkt dabei tanzen, 1 Minute.

Dann nachspüren. Nun sind Sie fit für die nächste Etappe!

Warum die Übung hilft:

Die 11 Minuten

sind eine „magische Zahl": In dieser Zeit

schaltet der Körper auf Ruhe – ohne jedoch in Tiefschlaf

zu verfallen. Eine tiefe Entspannung wird mit diesem

„Power-Napping" möglich. Die Bewegung danach peppt den

Kreislauf auf. Und die Atemübung, ein yogisches Pranayama,

aktiviert Ihre linke Gehirnhälfte, die für zielgerichtetes Handeln

und schnelle Reaktionen zuständig ist – Sie werden wach und

fähig, schnell zu reagieren und das zu erreichen,

was Sie möchten. Alles zusammen ist ein

echter Quick-Fixer: In einer

Viertelstunde sind Sie wieder

voll da.

Stau und Stress

Wenn man auf der Autobahn hängenbleibt, aber damit ein wichtiges Date verpasst, kann das ganz schön Druck machen. Wenn dann auch noch der Akku des Handys leer ist, steigt der Stress.
Hier hilft Yoga:

Die Übung:

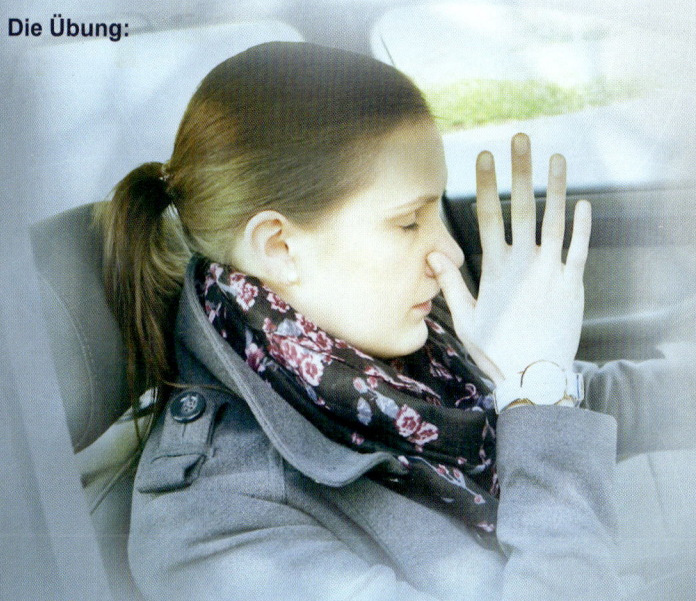

Setzen Sie sich im Autositz möglichst aufrecht hin. Öffnen Sie das Seitenfenster, sodass viel Luft hereinkommt. Halten Sie sich mit dem rechten Daumen das rechte Nasenloch zu. Atmen Sie durch das linke Nasenloch tief ein und aus. 2 Minuten

Warum die Übung hilft:

Die Wirkung

der Atmung durch die beiden Nasenlöcher

ist unterschiedlich: Während die Atmung durch das rechte

Nasenloch aktiviert, beruhigt die Atmung durch das linke

Nasenloch. Die Atmung durch das linke Nasenloch verbindet

zudem mit der rechten Gehirnhälfte, die zuständig ist für

kreative Lösungen. So werden Sie nicht nur ruhiger –

es kann gut sein, dass Ihnen nun etwas einfällt,

das Sie unternehmen können.

Gedankenrasen

Kommen Ihre Gedanken nicht zur Ruhe? Dann probieren Sie die folgende Meditation:

Die Übung:

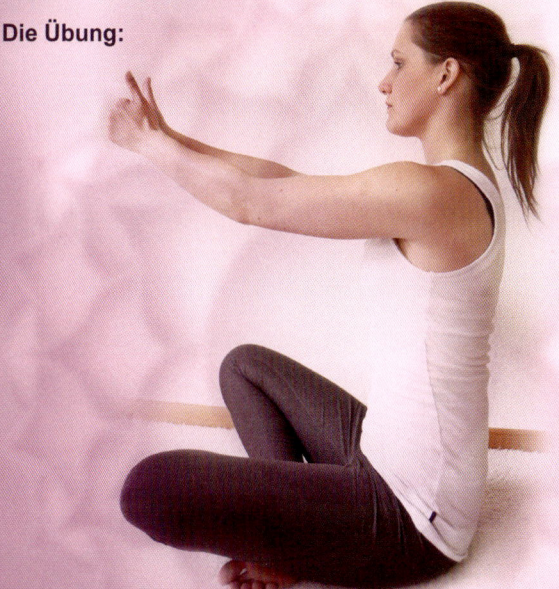

Setzen Sie sich mit gerader Wirbelsäule hin.
Machen Sie aus der rechten Hand (bei Rechtshändern, sonst die linke nehmen) eine Faust. Umschließen Sie mit der anderen Hand die Faust. Strecken Sie beide Arme auf Schulterhöhe nach vorn aus, die Daumen sind hochgereckt und bilden ein „V". Fixieren Sie den Zwischenraum der Daumen mit Ihrem Blick, atmen Sie lang und tief ein und aus, dann halten Sie den Atem so lange aus, wie es geht. Diesen Zyklus wiederholen. 3-5 Minuten.

Warum die Übung hilft:

Ihre Gedanken rasen, weil irgendetwas Ihnen Angst macht und eine Art Panikreaktion auslöst. Dabei kann man nicht mehr klar denken. Diese Meditation bringt Ihre Aufregung wieder zur Ruhe. Der Blick zwischen die Daumen fokussiert, das Aushalten des Atems verlangsamt den Atem, der sich nach und nach beruhigt. Sie beginnen so, sich und Ihre Umwelt ruhiger und gelassener wahrzunehmen. Die Gedanken beruhigen sich, Sie werden kraftvoll und klar.

Herzklopfen in engen Räumen

Manchen Menschen wird in engen Räumen schlecht – sie haben Herzklopfen, Schwindel. Übelkeit. Verhaltenstherapie hilft! Aber auch Yoga. Probieren Sie die folgende Übung:

Die Übung:

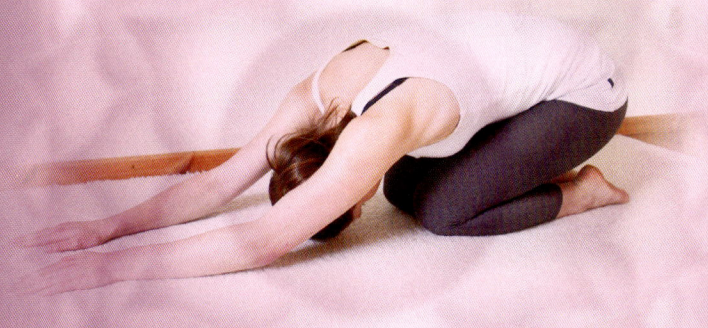

Kommen Sie auf Hände und Knie, dann bringen Sie Ihr Gesäß auf die Fersen. Strecken Sie die Arme nach vorn aus und legen Sie den Kopf auf den Boden. Atmen Sie kurz ein und laaaaaang und tief aus. Dann wieder kurz einatmen und laaaaaang ausatmen. Lassen Sie die Augen geschlossen.
Geben Sie bei jedem Ausatmen im Körper ein wenig mehr nach.
2 Minuten lang.

Warum die Übung hilft:

Diese Yogahaltung

(eine Variation der Garbhasana) heißt

„Position des Kindes". Sie stärkt das Urvertrauen

im Menschen, das bei vielen gestört ist, was zu Ängsten

führen kann. Sie erzeugen mit dieser Haltung sozusagen einen

engen Raum mit Ihrem Körper und lernen gleichzeitig

loszulassen. Die Berührung mit der Erde gibt

Ihnen zudem Halt und Geborgenheit.

Bei hohem Blutdruck erst

den Arzt fragen!

Negative Gedankenmuster umprogrammieren

Gibt es Sätze, die Sie immer wieder denken, obwohl Sie Ihnen nicht guttun? Sätze, mit denen Sie sich selbst sabotieren? Dann ist die folgende Meditation genau richtig für Sie:

Die Übung:

Setzen Sie sich bitte mit aufrechtem Rücken hin. Denken Sie innerlich, was Sie verändern wollen. Machen Sie in Ihrem Inneren eine klare Aussage: Ich möchte folgendes negatives Denkmuster in mir verändern.... (und dann benennen Sie es genau).
Legen Sie eine Hand auf ein Knie, Daumen und Zeigefinger aneinander. Mit dem Zeigefinger der anderen Hand berühren Sie folgende Punkte und sprechen dazu ein Mantra:

- an der Oberlippe das Mantra SA

- an der Nasenspitze das Mantra TA

- an der Schläfe links das Mantra NA

- am Punkt zwischen den Augenbrauen das Mantra MA

- wiederholen und nun die Schläfe rechts berühren, während Sie das Mantra NA sprechen, alle anderen Punkte wie beim ersten Mal.

Führen Sie die Meditation etwa 5 Minuten lang aus, mindestens eine Woche lang, maximal 40 Tage.

Warum die Übung hilft:

Dies ist

eine der wirkungsvollsten Meditationen

des Kundalini Yoga. Sie führt durch die Aktivierung

der berührten Punkte zu einer Art „Umprogrammierung"

im Gehirn und installiert sozusagen einen neuen „Code". Sie

enthält keine Autosuggestion, sondern ein Mantra mit einer sehr

hohen Schwingung. Es bedeutet so viel wie

„Geburt-Leben-Tod-Wiedergeburt"

und unterstützt Ihr inneres Wissen dabei, entsprechend Ihrem

Anliegen eine Art „Neugeburt" in Ihrem Denken zu

aktivieren und etwas von dem zu löschen,

was Ihre bisherigen Erfahrungen

im Leben in Ihnen

verankert haben.

Präsenz entwickeln

Manchmal hat man das Gefühl, gar nicht richtig da zu sein. Dabei kann folgende, ganz einfache Yogaübung helfen:

Die Übung:

Bitte setzen Sie sich mit aufrechter Wirbelsäule hin, legen Sie Daumen und Zeigefinger aneinander. Schließen Sie die Augen.

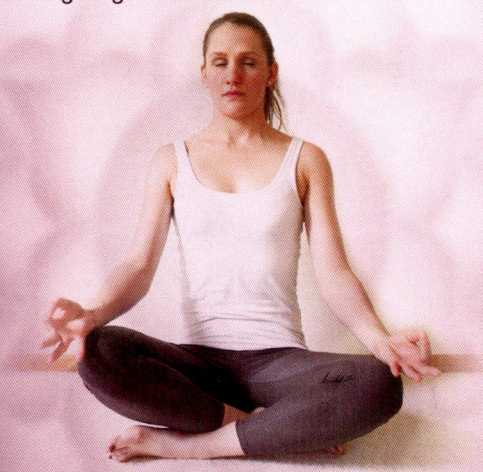

Lassen Sie nun innerlich die Augen nach unten wandern, wie in Ihren Körper hinein. Spüren Sie, wie Sie innerlich schwer werden. Dann lassen Sie, weiterhin mit geschlossenen Augen, die Augen nach oben wandern, als würden Sie zum Himmel schauen. Spüren Sie, wie Sie aus sich herausgezogen werden, in eine Welt der Fantasien und Bilder. Und nun schauen Sie mit geschlossenen Augen geradeaus, so, als würden Sie zum Horizont gucken. Atmen Sie bewusst, nehmen Sie alle Geräusche, Gerüche und Gefühle wahr. Öffnen Sie langsam die Augen.

Warum die Übung hilft:

Die Richtung unserer Augen hat Einfluss auf unseren Bewusstseinszustand. Manche Menschen schauen, wenn sie sprechen, immer nach oben, andere immer nach unten. Die einen erinnern sich, so hat beispielsweise das Neurolinguistische Programmieren (NLP) ergeben, immer an die Vergangenheit, die anderen schwelgen in Emotionen. Wenn Sie üben, wirklich geradeaus zu schauen, sind Sie immer im Jetzt. Das kann helfen, ganz präsent zu sein.

Prüfungsangst

Prüfungsangst haben meist Menschen, die eigentlich sehr kompetent sind. Sie glauben nur nicht an sich. Hier kann Yoga helfen:

Die Übung:

Stellen Sie sich mit dem Rücken an eine Wand. Atmen Sie lang und tief zur Wand hin ein und aus, stellen Sie sich vor, Sie haben jetzt buchstäblich „Rückendeckung". Sie können sie als Wärme spüren, als einen Schutzengel oder als einen Mentor. Hören Sie ihn/sie innerlich sagen: „Du schaffst es, ich bin bei dir!"

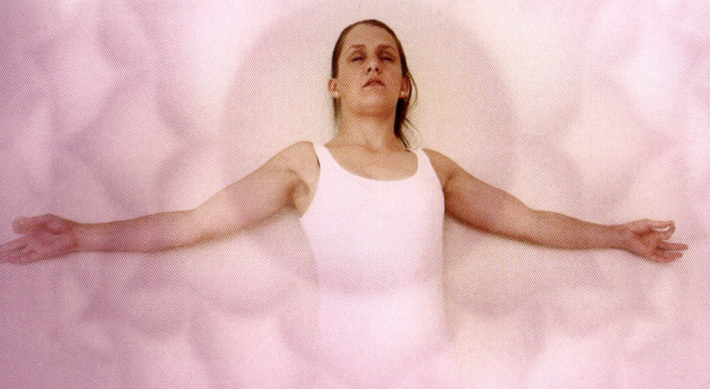

Pressen Sie nun Daumen und Zeigefinger zusammen, atmen Sie dabei lang und tief. 3 Minuten. Wenn dann die Prüfung kommt, lehnen Sie sich vorher wieder an eine Wand. Atmen Sie lang und tief und pressen Sie wieder Daumen und Zeigefinger zusammen. Die Unterstützung wird sofort spürbar sein.

Warum die Übung hilft:

Die Wand im Rücken, kombiniert mit dem Atem, aktiviert das hintere Herzchakra, das Ihnen Mitgefühl mit sich selbst geben kann. Die Tiefenatmung beseitigt Angst, das innere Bild eines Mentors kann durch ihre imaginative Kraft das Gefühl verstärken, der Situation nicht ausgeliefert zu sein. Und das Zusammenpressen von Daumen und Zeigefinger „ankert" das Erleben in Ihrem zellulären Gedächtnis. Zudem bringt es Ihr Ich (=Daumen) mit Ihrem Weisheitszentrum (=Zeigefinger) zusammen, so kommen Sie in Verbindung mit all dem Wissen, das Sie in sich tragen und gelernt haben. Wenn Sie dann in der Prüfungssituation sind, können Sie über den körperlichen „Anker" all dies wieder abrufen.

Schreck und Starre lösen

Haben Sie einen Unfall beobachtet und sind vor Schreck noch ganz starr? Haben Sie eine schlechte Nachricht erhalten und können kaum reden? Dann hilft folgende Übung:

Die Übung:

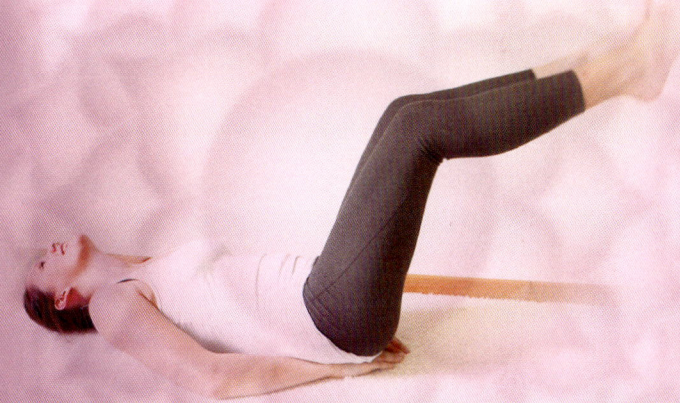

Legen Sie sich auf den Rücken und schieben Sie den Nacken von sich weg. Nehmen Sie beide Hände unter den Po, die Handflächen nach unten. Heben Sie bitte beide Beine so hoch, dass sie schräg nach vorn zeigen. Drücken Sie die Ellenbogen fest in den Boden. Und dann: Schütteln Sie beide Beine aus dem Beckenraum heraus aus. So sehr, dass nach und nach der ganze Körper mitvibriert und sich schüttelt.
Atmen Sie dabei kraftvoll ein und aus, lassen Sie alle Spannung in das Schütteln fließen. 2 Minuten.

Warum die Übung hilft:

Die Rückenlage ermöglicht, dass Sie sich buchstäblich wieder erden. Das Schütteln löst eine Starre, die als Reaktion auf Schrecken entsteht und klares Denken verhindert. Nach zwei Minuten Schütteln sind Sie wieder im Hier und Jetzt angekommen.

Überleben für den Kopf

Manchmal hat man zu viel auf dem Zettel – und weiß nicht, wo man anfangen soll. Sortieren ist schwer. Hier kann folgende Übung helfen:

Die Übung:

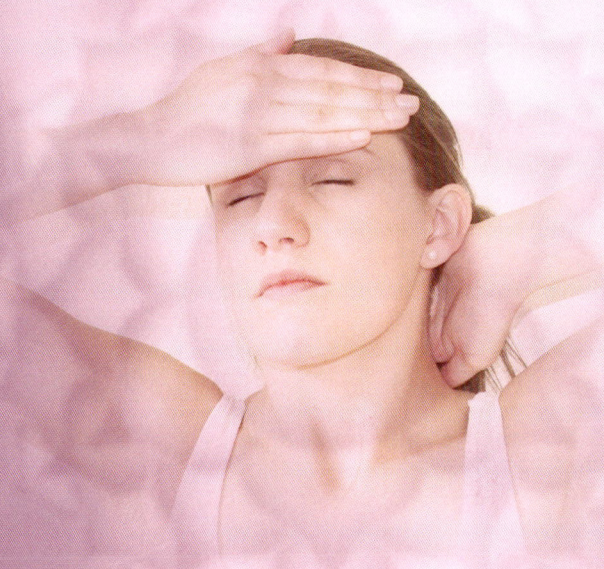

Legen Sie Ihre linke Hand in Ihren Nacken, direkt an den Haaransatz. Legen Sie die rechte Hand über die Stirn. Atmen Sie lang und tief, zwischen den beiden Händen hin und her. 2 Minuten.

Warum die Übung hilft:

Diese Übung

verbindet das auf Überleben ausgerichtete

Reptiliengehirn mit dem Bereich des meditativen

Bewusstseins um das sogenannte „Dritte Auge", das nach

yogischer Sichtweise der Sitz der Höchsten Weisheit ist.

Wenn Sie in beide Hände atmen, verbinden Sie diese

beiden Bereiche und die Unruhe und Angst, die im

Reptiliengehirn für Aufregung sorgt,

kommt zur Ruhe.

Über die Autorin:

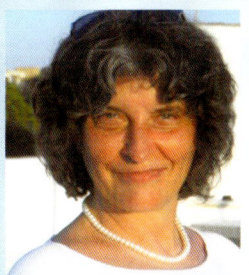

Evelyn Horsch-Ihle ist seit mehr als 30 Jahren Yoga- und Meditationslehrerin und unterrichtet seither mit kurzen Unterbrechungen durch die Geburt ihrer drei Kinder. Ausgebildet in Kundalini Yoga Anfang der 80er Jahre hat sie sich im Laufe ihres Lebens mit vielen weiteren Yogarichtungen bekannt gemacht und eine ganz eigene Herangehensweise entwickelt. Ihr besonderes Interesse gilt der Arbeit mit Frauen und Paaren. Evelyn Horsch-Ihle ist Dipl.- Psychologin und arbeitet hauptberuflich als Paar- und Einzeltherapeutin in Eckernförde.

Wenn Sie die Autorin erreichen wollen:

Evelyn Horsch-Ihle, Windebyer Weg 9, 24340 Eckernförde

Tel.: 04351-739360

Mail: psychologischepraxis@gmx.net

Von Evelyn Horsch-Ihle bisher erschienen:

- Das Wunder der Liebe – Meditationen für Paare

- Yoga für Krebspatienten

Layout und Design

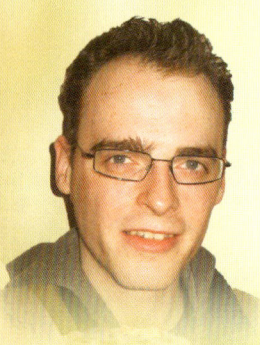

Philipp Horsch

Freischaffender 3D Artist & Grafikdesigner

Adlergestell 269a
12489 Berlin
Phone: 030-54831848

Mail:

philipp.horsch@mail.com

Web:

http://www.digital-brainwave.com/

http://www.turbosquid.com/Search/Artists/beyond3D

Weitere Bücher aus dem Verlag Via Nova:

Yoga für Krebspatienten
Evelyn Horsch-Ihle

Paperback, 272 Seiten, 180 farbige Fotos,
ISBN 978-3-86616-174-0

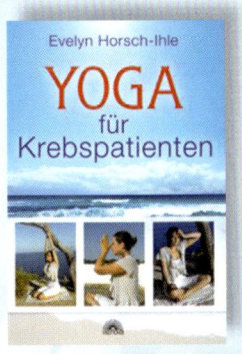

Erstmals gibt es hier ein Yoga-Programm, mit dem Krebspatienten Antworten auf diese Fragen finden können und das sie genau dort abholt, wo sie gerade sind: bei Unruhe und Erschöpfung, bei Schlaflosigkeit oder Depression. Dieses einzigartige Programm stärkt die inneren Ressourcen und baut die Lebensenergie wieder auf. Es ist das Ergebnis von mehr als 25 Jahren Erfahrung und zusammen mit Krebspatienten entwickelt worden, um bewusst zu machen, dass ein solches Leben mit dem Krebs auch lebenswert ist und dass man der inneren Heilkraft vertrauen darf.

Der Aufstieg der Seele
Meditationsübungen des Raja-Yoga
Swami Kriyananda

Paperback, 240 Seiten, ISBN 978-3-86616-298-3

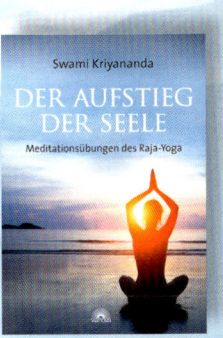

Wer sich auf die Übungen dieses ungewöhnlichen Buches einlässt, ganz gleich ob Anfänger oder Fortgeschrittener, der kann mit dem hier erstmals vermittelten Wissen zu höchstem Bewusstsein gelangen. Die detaillierten, praxisnahen Beschreibungen sowie die sehr konkreten Meditationsanleitungen aus der Tradition des Raya-Yogas führen den Leser Schritt für Schritt zum Erwachen des Geistes. Auch die Auswirkungen auf die Physiologie sowie der Nutzen für das tägliche Leben werden sehr ausführlich beschrieben. Selten zuvor hat es solch klare Anweisungen für den Prozess der Erleuchtung gegeben wie in diesem Buch, das inspiriert ist von der großen Weisheit des berühmten Paramahamsa Yogananda, Autor des Weltbestsellers „Autobiografie eines Yogis".

Hüftarthrose
Vorbeugen und behandeln mit Heil-Yoga
Maria Dieste

Klappenbroschur, 184 Seiten, ISBN 978-3-86616-311-9

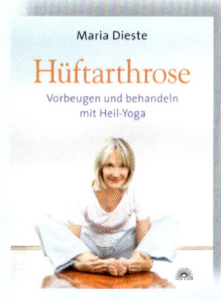

Dieses Buch, entstanden aus dem eigenem Erleben der Autorin, ist ein Leitfaden, um Ursachen der Hüftgelenksbeschwerden zu erkennen und zu verändern. Es enthält vielfältige Anregungen zur Korrektur eingefahrener Gewohnheiten, einfache Alltagsübungen sowie ein 30-tägiges Programm zur Überwindung hinderlicher Muster, die zu den Beschwerden geführt haben können. Betroffene Menschen mit Hüftgelenksbeschwerden erhalten neue Perspektiven und Tipps, im Alltag etwas für sich zu tun, um neues Wohlbefinden zu erlangen! Ausführliches Hintergrundwissen zu Themen wie Philosophie des Yoga, Anatomie, Bedürfnisforschung, Funktion des Atems und Energielenkung runden den Inhalt ab. Yogalehrenden bietet das Buch einen reichhaltigen Schatz an neuem Wissen für den Umgang mit den Beschwerden ihrer Kurs-Teilnehmer.

Mental Yin Yoga
Ein neues Körper- und Geistbewusstsein
Karo Wagner/Tasja Walther

Klappenbroschur, 176 Seiten, 291 farbige Fotos,
ISBN 978-3-86616-324-9

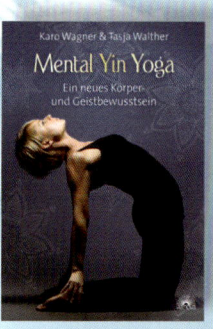

Dieser neue, innovative Yoga-Stil eröffnet vielen Menschen eine wirksame Möglichkeit, die wunderbaren Wirkungen des Yoga in tiefer und umfassender Weise zu erfahren. Diese sanfte Methode kombiniert in idealer Weise moderne Meditations- und Mentaltechniken sowie körperliches und geistiges Training, mit denen der Übende schnell lernt, ohne muskuläre Anspannung innere Blockaden aufzulösen. Dieses Lehrbuch des Mental Yin Yoga führt nicht nur ein in diesen neuen Yoga-Weg, sondern vermittelt auch die Zusammenhänge und Hintergründe des Yin Yogas. Die Verbindung mit den 5 Elementen, der Meridiane (TCM), deren Verlauf und Zuordnungen zu den Asanas sowie der Chakrenlehre werden ausführlich dargestellt. Detailliert und übersichtlich werden die Positionen, ihre Variationen und Alternativen sowie die Übungssequenzen erklärt, die Körper und Geist nachhaltig ansprechen. Entdecken Sie den Yoga einer neuen Generation!

Hilfe zur Selbsthilfe
Emotionale Krisen meistern
Jutta Westphalen

Paperback, 160 Seiten, ISBN 978-3-86616-318-8

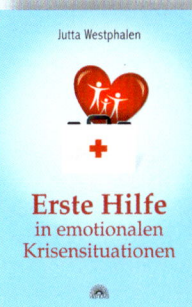

Wer wünscht sich in seelischen Notfällen nicht einen liebevollen Begleiter, der einem die Hand reicht und mit viel Herzenswärme und Verständnis versorgt? Dieses Buch ist ein solcher Begleiter, immer griffbereit als ideenreicher Helfer und praktischer spiritueller Ratgeber für alle denkbaren inneren Notlagen. Ein Erste-Hilfe-Kasten für die Seele! Die Autorin schöpft aus einem überreichen Erfahrungsschatz als Therapeutin, Heilerin, Großmutter, weiser Medizinfrau und zeigt, wie emotionale Wunden behutsam verarztet und seelische Krisen mutig gemeistert werden. Wirksame Methoden und kreative Anregungen alter Heilkünste und moderner Wissenschaften bahnen den schnellen Weg in die eigene Mitte und zeigen, wie man wieder innere Ruhe, Kraft, Selbstvertrauen und Lebensfreude findet.

Mein Yogaweg zur Quelle
Ein Tagebuch
Peter Wild

Paperback, 192 Seiten, ISBN 978-3-86616-322-5

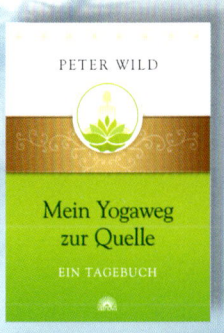

Es gibt nicht allzu viele Menschen in der westlichen Welt, die wie Peter Wild seit vierzig Jahren Yoga praktizieren. Um so erfreulicher für alle, die sich auch auf dem Yogaweg befinden, wenn ein solch Erfahrener ein Tagebuch verfasst und uns teilhaben lässt an seinen persönlichen spirituellen Betrachtungen, Kontemplationen, Beobachtungen und Erkenntnissen. Immer mit ganzem Herzen dabei schreibt er von seiner täglichen Praxis, seinem inneren Suchen und Finden, seinem Erfülltsein, seinen Einsichten und Auseinandersetzungen. Peter Wilds Aufzeichnungen vermitteln ganz unmittelbar den großen Reichtum eines bewusst gewählten spirituellen Weges sowie die Freuden und den Nutzen der täglichen Praxis. Voller Tiefe und Leichtigkeit, beseelt, meditativ und alltagsbezogen ist das Buch eine Inspiration und Ermutigung für alle, die den Yogaweg gehen.

Hand- und Fingermudras
Klare Gedanken und positive Gefühle
Berino Schmid

Taschenbuch, 96 Seiten, 44 Zeichnungen,
ISBN 978-3-86616-321-8

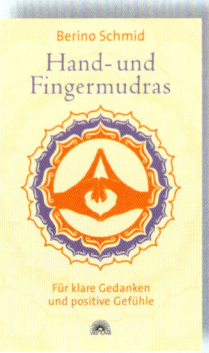

Mudras sind spezielle Hand- und Körperhaltungen, die in vielfältiger Weise positiv auf den menschlichen Organismus wirken können und in der Lage sind, den inneren Energiefluss zu stabilisieren und zu harmonisieren. Im Yoga haben sie eine lange Tradition. Berino Schmid hat sich von diesen fernöstlichen Heilmethoden inspirieren lassen und für alle essentiellen Themen des Lebens energetisch meditative Mudra-Übungen entwickelt. Mit ihnen gelingt es sehr effektiv, wieder ins körperliche, geistige und emotionale Gleichgewicht zu gelangen und selbst heftige Gefühlszustände auszugleichen. Die spezifischen Hand/Körperpositionen sind in der Praxis vielfach erprobt und bestens geeignet im Alltagsleben unmittelbar angewendet zu werden. Ein praktischer und sehr direkter Weg, sich wieder mit seinen eigenen inneren Kraftquellen zu verbinden.

Das große Yoga-Therapiebuch
Yogapraxis für die Gesundheit und einen klaren Geist
Vorwort von Rüdiger Dahlke
Remo Rittiner

5. Auflage

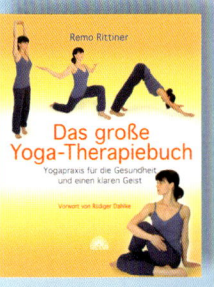

Paperback, 200 Seiten, 400 Fotos, ISBN 978-3-86616-149-8

Das Buch basiert auf den Grundprinzipien der Yogatradition des Yogameisters T. Krishnamacharya und seines Schülers A. G. Mohan sowie auf den neuesten Erkenntnissen der westlichen Anatomielehre. Es ist klar und verständlich geschrieben und eignet sich sowohl für AnfängerInnen als auch für fortgeschrittene Yogaübende, die sich für das große Heilungspotential der Yogatherapie interessieren. Remo Rittiner hat seine langjährige Erfahrung mit zahlreichen Menschen, die regelmäßig unter seiner Anleitung Yoga praktizieren, in dieses Buch einfließen lassen.

OM
Die Melodie der Liebe
Joseph Bharat Cornell

Hardcover, 160 Seiten, 38 Fotos, ISBN 978-3-86616-323-2

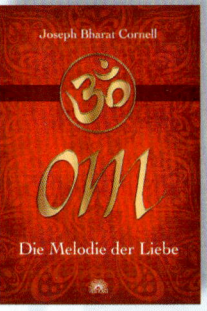

OM ist einer der geheimnisvollsten Klänge der Welt. In ihm, so sagt man, offenbart sich die gesamte göttliche Schöpfungskraft, die kosmische Wahrheit und Liebe des Seins. Joseph Bharat Cornell, langjähriger Schüler von Swami Kriyananda aus der Tradition des weltberühmten Paramahansa Yogananda, beschreibt in diesem Buch, wie man diesen Klang im eigenen Inneren zum Klingen bringen und wie das heilige OM so zu einer direkten Erfahrung des göttlichen Einsseins werden kann. Von der ersten Seite an tief berührend, voller Hingabe, Liebe und Wahrhaftigkeit geschrieben, zieht das Buch seinen Leser sofort in den Bann des göttlichen Bewusstseins und gibt – wohl erstmals in dieser Form – dem ernsthaft Suchenden konkrete Übungen mit auf den Weg, das Wunder des OM selbst zu erfahren.

Sein Bewusstsein auf eine höhere Seinsebene bringen
Geführte Meditationen
Werner Vogel

CD, Laufzeit: 70 Minuten, ISBN 978-3-86616-123-8

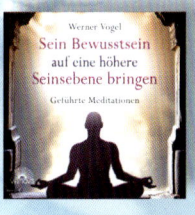

Die Grundübung aller spirituellen Wege ist die Meditation. Das Ziel der Meditation in allen spirituellen Traditionen ist die Erfahrung eines nicht-dualistischen Bewusstseinszustands. Um in den Zustand des Geistes in der bewussten Erfahrung des „ewigen Hier und Jetzt" zu kommen, bedarf es einer stufenweise aufgebauten Übungspraxis. Geführte Meditationen können helfen, den zerstreuten Geist zu sammeln und auszurichten. Dadurch kommt der Übende zur Ruhe und zur Erfahrung der inneren Stille. Der Geist beruhigt sich und wird klar wie die Oberfläche eines aufgewühlten Sees, auf dessen Grund man sehen kann. Schließlich tritt der Zustand der gesammelten inhaltslosen Wachheit im Geist ein und der Übende wird offen und frei für ein höheres Bewusstsein. In der CD werden 3 Meditationsübungen angeboten, teilweise unterlegt mit meditativer Musik.